Torsten Schütz

Die 6 Tibeter

Oder: Warum „OM“ gesund macht...

...genauer gesagt Yoga, Tai Chi Chuan und Qi Gong.

Hesper Verlag

Layout: Torsten Schütz / Elisa Bell
Coverbearbeitung: Horn*Müller, Saarbrücken
Coverbild: Bernard Goldbach (@topgold)

1. Auflage: 2011
Hesper Verlag, Saarbrücken

ISBN: 978-3-9812259-7-6

Vorwort 4
Einleitung 8
Alternative Ansichten 10
Vom rechten Üben 13
Über neue und alte Werte 15
Mit einem Wirklichkeitsprinzip zur „Freiheit“ 20
Der Weg in die Freiheit 22
Die Wirksamkeit des Negativen 25
Yin und Yang in der Moderne 26
Der Weg ist das Ziel 28
Entwicklung der Selbstkräfte und mystische Wirkungen 29
Der Positiv-Denker 31
Zur Qualität 34
Lotusblumen und Chakren 38
Das ganzheitliche Prinzip 39
Von Fähigkeiten und Fertigkeiten 41
Geistesentwicklung ohne blinden Glauben 42
Drei Säulen stehen auf festem Fundament 45
Über Wahrnehmung 47
Der Standort 47
Die Sichtweise 49
Die Haltung 50
Bekannte Informationen 53
Vom Atem 58
Die Bauchatmung 60
Voraussetzungen 62
Körperliche Wirkungen 63
Schmerzen und Üben 65
Kontraindikationen und Noxe 66
Minimalprogramm 67
Das Üben mit Form und Prinzipien 67
Die Übungs-„Prinzipien“ der 6 Tibeter 70

DIE FORM 71
Erster Tibeter (der Kreisel) 71
Entspannung zum 1. Tibeter: 76

Schwere Arme ... 76
Zweiter Tibeter (die Kerze) ... 77
Entspannung zum 2. Tibeter: ... 81
Schneeadler ... 81
Dritter Tibeter (der Halbmond) ... 83
Entspannung zum 3. Tibeter: ... 88
Embryo ... 88
Vierter Tibeter (die Brücke) ... 90
Entspannung zum 4. Tibeter: ... 94
Kutschersitz ... 93
Fünfter Tibeter (der Berg) ... 96
Entspannung zum 5. Tibeter: ... 96
Hohlkreuz ... 100
Sechster Tibeter (Luftpresse) ... 102
Entspannung 6. zum Tibeter: ... 102
Chi sammeln ... 106
Anmerkungen zum 6. Tibeter ... 108
Vorwort zur Mystik ... 110
Von Sinnen und „Über-Sinnen“ ... 112
Über Mystik ... 116
Die erste Stufe der Befreiung ... 119
Das Üben mit der Vorstellungskraft ... 120
Vorstellungskraft in der Praxis ... 121
Die Kraft der Gedanken ... 125
Das idiomotorische Gesetz ... 126
Mystifizierung und Entmystifizierung ... 126
Von meditativen Bewegungen ... 127
Erste Schritte ... 131
Von Wunsch und Bedürfnis ... 134
Vom Nicht-Ich zum Selbst ... 138
Vorwort zum Arbeitsbuch ... 145
Auszug aus einem Arbeitsbuch ... 146
Therapeutische Wirkungen ... 160
Über Irrwege ... 165
Zur Unterscheidung ... 169
Abschlussbemerkungen zur Gesundheit ... 173

Vorwort

Der Autor möchte die mystische und esoterische Welt mit ihren wundersamen Heilkräften, wie sie als Philosophie in den östlichen Bewegungs- und Heilkünsten existiert, dem Leser verständlich und real vorstellbar machen, indem er über seinen eigenen heilsamen Weg mit den 6 Tibetern berichtet.
Denn auch in jedem westlichen Verstand scheint eine mystische Welt, zumindest als „vage Vorstellung", vorhanden zu sein. Er beschreibt in einer detaillierten Anleitung, wie er sich, durch das tägliche Üben der 6 Tibeter, die eigenen verborgenen Geisteskräfte und wundersamen Heilkräfte nutzbar machen konnte. Um dem Leser zu verdeutlichen, dass auch jeder andere Europäer die gleichen Fähigkeiten als Anlage in sich trägt, sich solch unbekannte Heilkräfte zu erschaffen, erinnert er an die christlich-mystische Gedankenwelt, wie sie noch in unseren Kindertagen in jedem von uns Wirksamkeit zeigte.
Der Autor kam im Alter von 33 Jahren erstmals in Kontakt mit den Yogaübungen „Die 6 Tibeter". Seine untere Wirbelsäure war durch drei Bandscheibenvorfälle stark geschädigt und nach siebenjähriger diagnostischer und orthopädischer Odyssee und vielen Stunden Schmerztherapie war nach schulmedizinischer Ansicht eine Versteifung der unteren drei Lendenwirbel mittels einer Metallklammer die einzige Therapie, die man ihm in Aussicht stellte.
Diese Operation war für den Autor keine Option und so kam es, dass er zufällig, während eines Aufenthaltes in Nordafrika, zwei Damen kennen lernte, die mit den 6 Tibetern Yoga übten. Da der Verfasser, von der Schulmedizin enttäuscht war und sich ihm auch sonst keine Aussicht auf Genesung bot, begann er in seiner Verzweiflung, zweimal täglich 10 Minuten diese meditativen Bewegungen zu üben. Er erhielt nur eine kurze Einführung über die 6 Tibeter, insofern dass diese Yogaübungen ein probates Mittel seien, die Kreuzschmerzen und die Lähmungserscheinungen im rechten Bein in den Griff zu bekommen. Und tatsächlich wichen die Schmerzen und Lähmungen so weit, dass er nach drei Wochen wieder seiner Arbeit nachgehen konnte und nach drei Monaten sogar ganz ohne Schmerzmittel auskam.

Nach drei Jahren Yogatraining war er völlig schmerzfrei, beweglicher und gesünder als je zuvor. Aber er übte weiter.
Da dem Autor ein wissenschaftlich geprägtes Weltbild und ein eher „rationaler" Charakter innewohnte, der mit esoterischem Hokuspokus nichts am Hut hatte, bezeichnete er die 6 Tibeter einfach „nur" als geniale gymnastische Yogaübungen. Es ist ihm anfangs durch seine naturwissenschaftliche Sichtweise gar nicht bewusst geworden, dass er sich auch durch diese meditativen Bewegungsübungen neue „mentale Fähigkeiten" erschuf. Er konnte auch die überraschend schnelle Entwicklung seiner Genesung zunächst nur einer seltsamen, unbekannten Ursache zuschreiben, für die er keine wissenschaftliche Erklärung fand.
Er tat sich enorm schwer, aber kam letztlich nicht mehr umhin, die nicht-wissenschaftliche Erklärung zuzulassen, dass ein seltsames unsichtbares Energiesystem im Menschen für diese unglaublichen, gesundenden Effekte verantwortlich ist.
Und obwohl er schon in jungen Jahren Kung Fu zu üben begann und sich diese Bewegungskunst ebenfalls auf die östlichen Philosophien mit ihren unbewiesenen Prinzipien und mystischen Erklärungsmodellen gründet, konnte er sich nie mit der Vorstellung anfreunden, dass das „Qi" in einem „inneren Energiesystem" im menschlichen Körper irgendwie Wirksamkeit erlangen konnte.
Sein bisheriges naturwissenschaftliches Weltbild loszulassen, um über das ganzheitliche Prinzip von „Geist, Körper und Seele", die Lebensenergie „Qi" oder das Wirklichkeitsprinzip von „Yin und Yang" ernsthaft nachzudenken, war ein verzweifelter, aber letztlich der bedeutsamste Schritt zu seiner Heilung. Dieses „Loslassen" eröffnete ihm erst die Möglichkeit, sich solche stärkende und heilende Kräfte zu erschaffen. Dem Asiaten scheint mystisches Gedankengut schon in die Wiege gelegt zu sein und im Vergleich zum Europäer fällt es ihm nicht schwer, sich durch schwammige „esoterische" Prinzipien leiten zu lassen und sich sogar das menschliche Dasein und das Wesen der Dinge damit zu erklären. Aber für den Westler ist dieses Loslassen des eigenen naturwissenschaftlichen Weltbildes ein enorm anstrengender, aber unumgänglicher Schritt, will er sich solch mystische Heilkräfte erschaffen.

Der Autor möchte in einem alternativen Ansatz dem Interessierten die wichtigsten Aspekte der östlichen Philosophie näher bringen. Zur Erklärung östlicher esoterischer Prinzipien, wie beispielsweise des Wirklichkeitsprinzips von „Yin und Yang“, bedient er sich konsequent seiner „eigenen Wurzeln“. Das heißt, er benutzt Herleitungen und Analogien aus der christlich-mystischen Mythologie, der deutschen Sprache und anderen westlichen Philosophien, um die „esoterischen“ östlichen Weisheiten anschaulicher zu machen. Er findet dort passende Erklärungsmodelle, um die neuen körperlichen und mentalen Fähigkeiten des Yogaübenden sehr genau zu beschreiben.
Besonders die mentale Entwicklung der „geheimnisvollen Geisteskräfte“ wird in einem Vierstufen-Modell, das den alten deutschen mystischen Geheimlehren angelehnt ist, bildlich gemacht. Jede dieser Stufen hat eine Art „mentale Vereinigung“ zum Ziel, die durch das Üben meditativer Bewegungen initiiert werden soll. Durch die Identifikation mit den eigenen Lebensverhältnissen sollen sich dem Übenden diese Einheiten neu erschaffen und zur Entwicklung der sogenannten „Selbstkräfte“ führen.
In diesem Buch wird die Entwicklung in der ersten Stufe der geistigen Befreiung durch das Üben der 6 Tibeter beschrieben. Diese Stufe beschreibt genau, wie man sich unbewusst geistig „erweckt“ und das Verhältnis zu sich „selbst“ so weit „klärt“, dass man zu einer ganz neuen Wertschätzung des eigenen Körpers gelangt. Durch diese starke Identifikation mit sich „selbst“ erschließt man sich eine alte innere Kraft ganz neu. Das „Selbstwertgefühl“, und dieses Gefühl führt dann ganz automatisch zum Ziel:

Zu mehr Gesundheit und zur Vereinigung mit sich „Selbst“.

Durch dieses Modell wird dem Yogaübenden, genau wie dem „Selbstfinder“, eine Anleitung zur Orientierung geboten, in der die Ziele der mentalen Entwicklung des Übenden klar benannt werden und die Entstehung vieler „unglaublicher Fähigkeiten“ erklärt wird.

Es muss noch erwähnt werden, dass diese Schrift die Absicht hat, nicht durch Unterscheidung sondern aus den Gemeinsamkeiten und Schnittmengen meditativer Bewegungsstile, deutscher Mystik und östlicher Philosophien die Entstehung solch unglaublicher Heilkräfte zu begründen.
Neu ist auch, dass dieses Buch ohne genauere Recherchen entstanden ist - und dies in voller Absicht. Was hier zum Thema vorgetragen wird, beruht einzig und alleine auf den Beobachtungen und Erkenntnissen über die ganzheitliche Genesung und die unbewusste mentale Entwicklung des Autors, als Patient, Schüler, Therapeut und Lehrer.

Über den Autor

Geboren im Jahr 1966, begann er seine Ausbildung in den östlichen Künsten mit 15 Jahren im WT Kung Fu, einer klassischen chinesischen Selbstverteidigungskunst. 2003 gründete er die „Chi Kung Schule Saarbrücken", in der er Kurse für die 6 Tibeter und traditionelles Chi Kung anbot. Zwei Jahre später kamen dann Kurse in modernem dynamischem Chi Kung und im Tai Chi Chuan (Yang-Stil) dazu.
2004 eröffnete er eine Naturheilpraxis und begann eine Ausbildung in der traditionellen Chinesischen Medizin (TCM). Um sich auch der schulmedizinischen Sichtweisen bedienen zu können, bildete er sich im deutschen Behinderten und Reha-Bund zum Übungsleiter im Bereich Orthopädie aus. So kam er in der Lage, viele Krankheitsbilder mit ganz bestimmten meditativen Übungen in Verbindung zu bringen. Er half damit erst sich selbst und später auch vielen Patienten zu genesen. Er begann in traditionellen westlichen und östlichen Philosophien Parallelen und Gemeinsamkeiten zu suchen und wurde in der Anthroposophie und der Deutschen Mystik fündig. Fortan konnte er sich und seinen Schülern aus dem Erfahrungsschatz der „eigenen Wurzeln" bzw. aus den westlichen Traditionen Erklärungsmodelle liefern, die diese unglaublich gesundenden Wirkungen meditativer Bewegungen erklären konnten.

Einleitung

Die 6 Tibeter sind Yogaübungen, die speziell Erkrankten, Senioren, Anfängern und Wohlstandserkrankten, aber auch Zeitgeplagten, Um-Denkern oder Selbstfindern eine Möglichkeit bieten, die geheimnisvoll anmutenden heilenden Wirkungen fernöstlicher meditativer Bewegungsübungen zu erfahren.

In diesem Buch versucht der Autor, diese heilende Wirkung fernöstlicher Bewegungsstile aus ihren mystischen Behaftungen zu lösen, in die sie durch frühere Schriften gebracht wurden. Er schildert sachlich die gesundenden Wirkungen, die er bereits am eigenen Leib erfahren hat und immer noch erfährt.

Er gibt Anleitung, die 6 Tibeter als <u>Meditationstechnik</u> ganzheitlich zu nutzen, um körperliches und seelisches Leid zu mindern oder die persönliche Entwicklung zu fördern.

Diese *Idee* zum Üben mit meditativen Bewegungen zeigt dem Kranken, genau wie dem Suchenden, einen <u>eigenverantwortlichen Weg</u>, seine Ziele zu erreichen.

Dazu scheint eine Annäherung bzw. Erschließung der fernöstlichen Philosophie unerlässlich. Diese Schrift möchte auf einfache und verständliche Weise *die Essenz östlicher Philosophie* so verständlich machen, dass der Übende nicht umhin kommt, diese als Fundament seiner Übungen zu erkennen.

Die wachsende Bekanntschaft fernöstlicher Geisteshaltung deutet daraufhin, dass wir anfangen, mit dem Unbekannten und Unbewussten in uns selbst in Verbindung zu treten. Traditionell werden meditative Bewegungen im Osten dazu benutzt, Heilung und Glück bzw. Erleuchtung zu erlangen. Man hört viel über wundersame Verstärkungen geistiger und körperlicher Kräfte. Über die Steigerung der körperlichen Abwehrkräfte, der Vitalität und der Sexualkräfte wird genauso berichtet, wie über die Zunahme geistig-seelischer Fähigkeiten, wie beispielsweise *Weisheit, Gleichmut* oder *Voraussicht.*

Im Gegensatz zu den westlichen „Sportarten“ ist Yoga ein System, das gezielt neu körperliche und auch geistig-seelische Fähigkeiten erweckt.

Durch die gleichzeitige Leibes- und Geisteserziehung unter Befolgung der philosophischen Prinzipien, auf die sich solche meditative Übungen gründen, erheben diese den Anspruch, ein „ganzheitliches System“ zu sein.
Diese Schrift liefert für die „wahren Wunder“, die dem Yoga-Übenden auf seinem Weg begegnen sollen, verständlich hergeleitete Erklärungsmodelle und daher bemüht sich der Autor, die unbewussten Behaftungen von *den* Wörtern zu lösen, deren Bedeutung für das Verständnis östlicher Philosophien notwendig ist. Für diese Bemühungen wird hier der Begriff „Entmystifizierung“ benutzt.
Durch Aussagen wie:
Übt man die 6 Tibeter, kann man 100 Jahre alt werden!
Mit Chi Kung kann man Krebs heilen!
Kung Fu vervielfacht die eigenen Körperkräfte!
haben die östlichen Bewegungskünste bei uns eine seltsame oder genauer gesagt eine „Hokuspokus-Behaftung“ bekommen, aus der sie der Autor in dieser Schrift befreien will.

Denn jeder, der in rechter Weise übt, kann sich neu Heilkräfte erschaffen, ohne „Zaubern“ lernen zu müssen.

Dieses Buch schildert praktische Einsichten und gibt Anstöße, wie diese meditativen Bewegungen wirksam für die eigene Entwicklung, Vitalität und Genesung genutzt werden können. Es will den Übenden anleiten, die Widersprüche und abstrakten Vorstellungen, mit denen dieser üblicherweise konfrontiert wird, wirklich zu begreifen. Denn Anweisungen wie *„Finde Deine Mitte!“* oder *„Sei einfach im Hier und Jetzt!“* sind für uns Europäer nicht unmittelbar verständlich und deshalb entsteht auch kein „Bild als klare Vorstellung“ in uns. Dieses Bild ist aber unerlässlich für die Durchführbarkeit und Wirksamkeit solcher Anweisungen. Und so wird klar, warum der Westler keinen Erfolg hat: **Er kann sich solche Anweisungen einfach nicht „vorstellen“.**

Deshalb ist es dem Autor ein grundsätzliches Anliegen, dem Übenden sowie dem Leser für solche Begrifflichkeiten eine *reale Vorstellung* zu verschaffen.

Alternative Ansichten

Hier wird der Einfachheit halber „Yoga“ als Sammelbegriff für alle fernöstlichen Bewegungslehren (Chi Kung, Tai Chi Chuan, Yoga und die 6 Tibeter) benutzt, die den Anspruch erheben, die Gesundheit zu verbessern. Im Titel ist dafür die Silbe OM als Metapher gebraucht.

Die wundersamen und heilenden Wirkungen von Yoga sind zwar in der westlichen Welt bekannt, aber weitestgehend unverstanden. Diese Heilkräfte sind wissenschaftlich nicht erklärbar, also esoterisch und somit dem Abendländer fast immer ein großes Mysterium. So erklärt sich auch, dass es ihm allzu oft misslingt, sich auch wirklich alle Wirkungen nutzbar zu machen, die ein ganzheitliches System wie Yoga bietet.

Der Grund für solches Scheitern und Unverständnis ist der sogenannte „meditative Aspekt“, der meist weder richtig verstanden, noch angemessen angewendet wird.

Nur das Bewegen in innerer Versenkung gebiert die neuen, heilenden Kräfte.

Dass heute das gleichzeitig *geistige* und *körperlich*e Üben, was jeder fernöstlichen Bewegungskunst zu Eigen ist, getrennt und nicht zusammen unterrichtet wird, verhindert die volle Wirksamkeit des Yogatrainings.

So findet man heute Kursangebote, die „Power-Yoga“, oder „Metabolic Chi Kung“, heißen. In diesen Kursen ist dann die Aufmerksamkeit vorwiegend auf den Anleiter gerichtet, und deshalb fehlt es an Achtsamkeit auf sich „selbst“. Der Rest der Konzentration muss dann darauf verwendet werden, den „Bewegungsablauf “ zu erlernen, den die Übungen beinhalten. Während man also in Bewegung übt, ist die Aufmerksamkeit nach *außen* hin und nicht nach *innen* gerichtet.

Diese „innere Schau“ ist aber eine Bedingung jedes meditativen Übens. Und so ist man im heutigen Yogatraining damit beschäftigt, den Lehrer zu beobachten und sich dessen Abläufe zu merken. So kann man sich nicht auf sich selbst konzentrieren, also nicht *innerlich* geistig üben, sondern nur körperlich - und zwar nach einem *äußeren,* fremden Vorbild.
Ganz im Gegensatz zu „geführter Meditation“ und „autogenem Training“, in denen sich nicht körperlich bewegt wird, aber dafür geistig Aufmerksamkeit auf sich selbst gerichtet wird. In solchen Kursen wird der Schüler angeleitet, durch seine geistigen Kräfte sich Vorstellungen und Bilder zu erschaffen, die sehr entspannend wirken. Aber man benutzt in diesen Kursen eben nur die geistigen Kräfte, nicht aber gleichzeitig auch die körperlichen. Also trainiert man heute in Yoga und Tai Chi Kursen vorwiegend die körperlichen Fähigkeiten, aber nicht gleichzeitig die geistigen. Denn die Aufmerksamkeit ist dort zum Lehrer, zum Äußeren, nicht aber zu sich selbst, ins Innere gerichtet.

Deshalb hat es sich der Autor in dieser Schrift zur Aufgabe gemacht, die geheimnisvollen und heilenden Kräfte, die dem Yoga nachgesagt werden, dem westlichen Verstand vorstellbar zu machen. Er behauptet, dass der heutige Verzicht auf das „geistige Training“ in den östlichen Bewegungskünsten aus kommerziellen und nicht aus gesundheitlichen Gründen geübt wird.
Der traditionelle Weg, Yoga zu erlernen, ist für Körper und Geist ein mühevoller und weder spaßig noch unterhaltsam. Doch der Europäer liebt Spaß Auspowern und Unterhaltung in seinem Training und ist daher nicht gewohnt, Körper und Geist gleichzeitig zu trainieren.

Diese Schrift möchte den Leser zu dem „traditionellen Weg“, also zu gleichzeitigem körperlichen und geistigen Training, motivieren. Sie tritt den Beweis dafür an, dass gerade diese traditionelle mühsame Schulung zur Bildung der Einheit aus Körper, Geist und Seele die Entwicklung der geheimnisvollen Heilkräfte bewirkt.

Bloßes Nachäffen des Lehrers und ständiges Einreden von unvorstellbaren Suggestionen bzw. Affirmationen, wie z. B.: *„Ich bin ganz im Hier und Jetzt!"*, liegen weder in unserer westlichen Mentalität, noch zeigen sich gesundende Effekte in dem Maße, wie sie hier in Aussicht gestellt werden. Denn der Westler ist es eigentlich nicht gewohnt, das Dargebotene fraglos, unerklärt und unverstanden demütig anzunehmen, was in späteren Kapiteln noch verdeutlicht wird.

Nicht *was* man übt, sondern *wie* man übt, ist der entscheidende Unterschied, der die „wahren Wunder" bewirkt. Das Nachahmen des Vorgemachten führt nur dazu, dass die Aufmerksamkeit dem *Anderen* zugewandt ist. Wodurch aber einem *Selbst* nur „etwas vorgemacht" wird, anstatt durch meditatives Üben – also auf sich *Selbst* konzentriert - eigene Bilder und Vorstellungen zu erschaffen. Um sich also der vollen Wirksamkeit fernöstlicher Bewegungsformen zu bedienen, ist das Körpertraining mit gleichzeitigem Geistestraining unerlässlich.

So auch der Übende:
Er verbindet Geistes- und Körpertraining dadurch, dass er sich ein Bild der inneren Verhältnisse seines Körpers macht. Er richtet dazu seine Aufmerksamkeit auf sich selbst und nicht zum Lehrer. Und zwar dadurch, dass er jede Ablenkung und Zerstreuung zu vermeiden sucht. Durch den meditativen Aspekt dieser *geistigen* Schulung wird seine Selbstwahrnehmung so weit gestärkt, dass er neuerdings spürt, wie seine „Mitte" durch die eigene Vorstellungskraft auf merkwürdige Art und Weise *körperlich* präsent wird.

Und so beginnt eine eigentümliche, wundersame Reise, bei der man die Zusammenhänge und Kräfte des eigenen Inneren ganz neu begreift. Denn nur das Fehlen solcher Geistesübungen mit der eigenen Vorstellungskraft ist der Grund, warum dem herkömmlich Übenden die heilenden und wundersam erscheinenden Wirkungen vorenthalten bleiben. Von dem „Wie übe ich richtig?" versucht diese Schrift eine „Vorstellung" zu vermitteln, die für unsere moderne westliche Mentalität „begreifbar" und praktikabel ist.

Vom rechten Üben

So zu üben, wie es im vorherigen Kapitel beschrieben wurde, muss auf den Leser und den Übenden befremdlich wirken. Und wirklich: Die Erschließung der Heilkräfte, so wie sie in dieser Schrift in Aussicht gestellt werden, setzt eine zumindest „tolerante Einstellung" gegenüber alternativen Ansichten und neuen Wegen voraus.
Der, der nicht die Fähigkeit entwickelt hat, ernsthaft über eine Sache nachzudenken, für die es keinen naturwissenschaftlichen Beweis gibt, wird sich die heilsamen Wirkungen meditativer Übungen genauso vorenthalten, wie er diese Schrift als wertlos erachten wird.

Traditionellen Werten, Lehren, Religionen oder Philosophien, für die es keinen „Beweis" gibt, zu folgen, ist heute unzeitgemäß und wird meist nur noch belächelt. Die Lebensphilosophie des modernen Menschen beruht nicht mehr auf traditionellen Übermittlungen von Weisheiten, wie denen des Buddhismus, des Islams oder des christlichen Gedankengutes.
Sich solch traditionellen Werten zu nähern, ist natürlich mehr als hilfreich, will man eine **traditionelle** meditative Bewegungsform, wie Yoga, erlernen. Und hier sei noch einmal betont, dass es für den Abendländer keinen Sinn macht, die östlichen Verhaltensweisen zu *kopieren* und deren Werte *blind* zu übernehmen.

**Sie sollten mehr in der Weise geprüft werden,
wie sie sich zu unseren westlichen Werten
und unserer eigenen Mentalität verhalten.**

Gelangen wir wieder zu einer Verbindung mit den eigenen Vorfahren und Wurzeln, dann können wir uns auch unsere eigenen westlichen, traditionellen Werte wieder erschließen.
Solch traditionelle Werte wurden über Jahrhunderte hinweg auch in unserer Kultur weitergegeben, weil sie gesellschaftliches und persönliches Wachstum garantierten.

Wir sollten nicht vergessen, dass diese alten Ideale, nach denen unsere Vorfahren lebten, uns zu dem gemacht haben, was wir heute sind. Wir wären somit das evolutionäre Produkt der traditionellen christlichen Werte, die unsere Vorfahren über Jahrhunderte hinweg gelebt haben. Diese Werte hatten noch vor Kurzem Gültigkeit, und so sollte es dem Übenden nicht schwer fallen, sich dieser auch heute noch zu bedienen.

Wenn wir vergessen, wer wir waren,
verleugnen wir, wer wir sind.

Nur indem wir auf eigener Erde fest stehen, können wir den „Geist des Ostens" assimilieren.

Der alte Adept Gu De sagte:

„Die Weltleute verloren die Wurzel und hielten sich an den Wipfel."

Das heißt, um uns die gesundenden Kräfte fernöstlicher Bewegungslehren zu Eigen zu machen, die wir durch Nachahmung zu erreichen hoffen, müssen wir uns zuerst wieder unseren eigenen Wurzeln nähern.
Den Fähigkeiten und der Mentalität unserer Vorfahren, die uns zu dem gemacht haben, was wir eben sind, gilt es sich zu nähern, um die nötige Standfestigkeit zu erreichen, sich nicht abermals entwurzelt oder abgehoben zu fühlen.

Eine starke „Erdung" kann man mit denkendem Verständnis nicht erreichen, sondern nur durch empfindsames Üben. Aus diesem Grunde scheitert heutzutage besonders der Westler daran, sich neue Kräfte zu erschließen, denn

es ist von größter Bedeutung, ob man den Weg nur kennt,
oder ob man ihn beschreitet.

Die Erdung bzw. die Erde ist der Pol, zu dem hin die meisten Kräfte in der Natur wirken. Der elektrische Strom zum Beispiel fließt von Plus nach Minus. Je besser die Erdung, desto geringer der Widerstand und desto größer der Strom bzw. die Kraft. Umgangssprachlich zeigt sich die Bedeutung solcher Erdung daran, dass man z. B. sagt „Der ist völlig abgehoben" oder „Ich verliere den Halt". Und so verhält es sich, dass auch meditative Bewegungen an „Himmel und Erde" ausgerichtet werden.
Also: Wer durch starke Wurzeln gute Erdung erlangt und damit wenig Widerstand bietet, kann sich seiner vollen Entwicklungskraft bedienen.

Ziel soll es sein, durch die eigenen westlichen Wurzeln
zu einer fruchtbaren Blüte zu gelangen, genauso prachtvoll,
wie dies jedem traditionell Yoga Übenden ein Ziel ist.

Über neue und alte Werte

Der Autor konnte sich also seiner eigenen „Wurzeln" wieder bedienen, dadurch, dass er sich wieder den westlichen traditionellen Weisheiten näherte. Er benutzt deshalb vorzugsweise abendländische Philosophien und die Überlieferungen aus unserer deutschen Umgangsprache, um die Wirkungen „meditativer Künste" zu veranschaulichen.

Eingebettet in die moderne Gesellschaft, erschafft sich der Mensch neue Werte und Ideale, die mit einer Anleitung zum „rechten Leben", wie es alle traditionellen Lehren letztlich sind, nicht mehr sehr viel zu tun hat. Er neigt dazu, seine eigenen Gewohnheiten zu Idealen zu erheben und daraus seine „eigene Lebensphilosophie" zu erschaffen. Diese neuen Ideale heißen dann z. B. Spaß und Bequemlichkeit.
Sie prägen den heutigen Zeitgeist, sie sind sogar der Motor unserer Konsumgesellschaft und machen uns zu dem, was wir heute sind - sarkastisch formuliert: **Konsumsoldaten**.

Der Konsum in unserer Gesellschaft übersteigert sich ins Paradoxe, indem sogar Gesundheit konsumiert wird. Und zwar in einem Gesundheitssystem, das den Gesetzen des Profits unterliegt. Also ist es klar, dass dieses auf Profit beruhende Gesundheitssystem, die Gesundung des Menschen eben nicht in den Vordergrund stellt.

Es soll hier ausdrücklich darauf hingewiesen werden, dass meditative Bewegungsübungen die einzigartige Möglichkeit bieten, wieder eigenverantwortlich für die eigene Gesundheit und geistige Entwicklung zu werden, ohne dass irgendjemand anders als man selbst den „Profit einstreicht".

Wer seiner Gesundheit zuliebe sich die volle Wirksamkeit traditioneller Bewegungskünste erschließen will, kommt an geduldigem Üben unter Befolgung traditioneller Werte nicht vorbei. Wer allerdings versucht, mit modernen Idealen und seiner üblichen Herangehensweise, sich die Wirkungen alternativer, meditativer Bewegungskünste zu erschließen, muss scheitern. Ablenkung, Zerstreuung und Unterhaltung haben beim traditionellen Training nichts zu suchen. Ebenso wenig wie Spaß und Bequemlichkeit im Vordergrund stehen sollten.

Meditiert man im rechten Sinne, so geht es immer darum, sich von der Steuerung seines Willens zu befreien, um denselben anschließend zu benutzen, um sich „selbst" bewusst zu sein.

So auch der Übende:
Er erschafft sich eine neue Trainingsphilosophie, indem er traditionelle Werte, wie beispielsweise Geduld, Mut, Verzicht, Maßhaltung und Wahrhaftigkeit, in seine Übungen mit einschließt. Dies geschieht durch die neu empfundene Verantwortung für die eigene Gesundheit, durch die die traditionellen Werte neuerdings *über* die modernen, vom Ego erschaffenen, Werte (z.B. Spaß und Bequemlichkeit) gestellt werden.

Der schmerzliche Weg zur „Motivation“

Der wirksamste und schnellste Weg, sich neuen fundamentalen Erkenntnissen zu nähern, ist sehr beschwerlich und meist sogar schmerzlich. Er erfordert vor allem, alte Gewohnheiten aufzugeben und sich mit neuen Betrachtungsweisen anzufreunden. Leider reicht dazu selten die Motivation, sondern man schafft es häufig erst dann, wenn man durch einen Schicksalsschlag im Leben dazu gezwungen wird, neue Wege zu gehen.
So kann man beobachten, dass Menschen besonders in schweren Lebensabschnitten, z. B. im Krieg, in einer schweren Krankheit, oder nach dem Verlust eines Geliebten, auf neue Pfade gezwungen werden, die über die eigene persönliche Vorstellungskraft hinausgehen.
Einer extremen Anforderung, dem Blick in den Abgrund, oder durch die Aussicht, an einer schweren Krankheit zu sterben, entspringt eine neue *unglaubliche* Motivation zu Wachstum und Veränderung. Und je größer die Ausnahmesituation, desto größer ist auch das Wachstumspotential.
Auch Krankheit und Schmerz oder aussichtslose schulmedizinische Diagnosen sind solche Extremsituationen, die, wenn sie in ihrem negativen Aspekt wirklich in vollem Maße angenommen werden, sowohl den Autor als auch andere Menschen dazu bewegt haben, „Unmögliches“ für möglich zu halten und damit dieses mystisch anmutende Neuland zu betreten. Sollte man also wirklich *Extremsituationen* verleugnen oder schönreden?

Wenn wir versuchen, negative Extreme schön zu reden, enthalten wir uns unser größtes Motivationspotential vor.

Nämlich das Entwickeln von „außergewöhnlichen“ Fähigkeiten auf neuen Wegen. Im Yoga lernt man durch das Eingestehen der eigenen *extremen* Zuständen und das objektive Wahrnehmen der eigenen körperlichen und geistigen Verfassung und deren Belastungsgrenzen, einen gesundheitlichen GAU, wie z. B. einen Herzinfarkt, Burn out, Nervenzusammenbruch oder Bandscheiben-vorfall, zu vermeiden.

Also nur dadurch, dass wir uns auch ständig unseren negativen Extremsituationen stellen, sind sie letztlich auch „zu überwinden". Und erst, wenn uns der Lebensfluss in eine dieser Extremsituationen treibt, ändern wir wirklich etwas. Erst dann wachsen wir über uns hinaus und entwickeln neue Fähigkeiten.
– dann sprengt man Ketten und kommt weiter – weiter als man denkt. (Fanta 4)

So auch der Übende:
Er provoziert ständig Extremsituationen für Körper und Geist, indem er eine polarisierende Wahrnehmung für die dynamische Extremzustände seiner Muskeln und Gelenke (Beugung und Streckung oder Anspannung und Entspannung) entwickelt. Positive und negative Spannungszustände werden so in ihren Extremen erkannt und gespürt.
Er nimmt die „Extremzustände" der eigenen Bewegungen in ihrer dualen Polarität wahr, um sie dann so zu vereinigen, dass am Ende beide Extreme wieder verschmelzen.
Diese Verschmelzung kann also nur geschehen, wenn vorher beide Pole in ihrer vollen Gegensätzlichkeit wahrgenommen werden. Anschließend muss dann die Bewertung des „negativen Zustandes" im gleichen Maß geschehen wie die des „positiven Zustandes". Sind die Pole in der oben genannten Weise vereinigt, so entsteht eine Art Kraft- oder Energiequelle.
Im Osten nennt man diesen Effekt **die Vereinigung von Yin und Yang.** Die Tai Chi-Monade veranschaulicht besonders schön die esoterische und taoistische Sichtweise über das Wesen einer **Einheit**.

Die Farben Weiß und Schwarz sind unterschiedliche Pole und symbolisieren hier die Verschiedenheit bzw. die Ungleichheit.
Die Größe der Felder symbolisiert deren Gleichwertigkeit bzw. Ausgeglichenheit oder Harmonie. Der Kreis vereinigt die Pole zur Einheit und symbolisiert deren Abhängigkeit.

Laut diesem Wirklichkeitsprinzip erschafft sich
jegliche Energie aus
ungleichen, gleichwertigen, voneinander ***abhängigen*** Polen.

Die Tai Chi-Monade

In diesem Wirklichkeitsprinzip werden schon seit Jahrtausenden wichtige natürliche Verhältnisse und Eigenschaften der menschlichen Existenz diesem polaren Prinzipien von Yin und Yang zugeordnet.

Yin	**Yang**
Frau	Mann
passiv	aktiv
schwach	stark
unten	oben
dunkel	hell
Mond	Sonne
Meer	Fluss
nehmen	geben
bewahren	erzeugen
lassen	machen
weich	hart
entspannt	angespannt
harmonisch	wahrhaftig
innen	außen
Tal	Berg

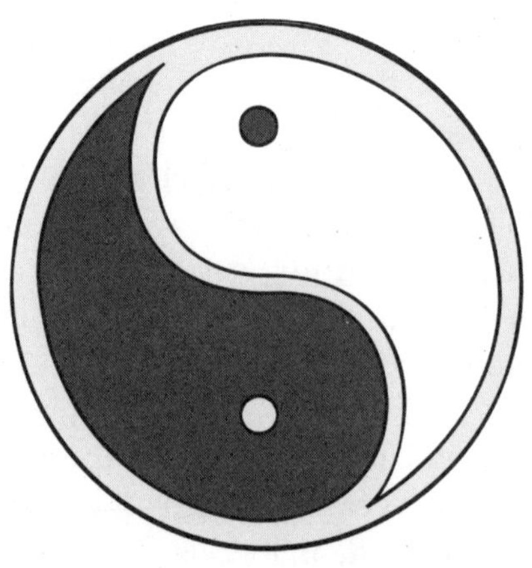

Mit einem Wirklichkeitsprinzip zur „Freiheit"

In den klassischen östlichen Lehren, ist **„Yin und Yang"** ein sogenanntes Daseins- oder **Wirklichkeitsprinzip**, welches alles Dasein und deren „Sinn" erklärt.
Aus naturwissenschaftlicher Sicht ist ein solches allgemeingültiges Wirklichkeitsprinzip niemals beweisbar und gilt somit als ein philosophisches oder esoterisches Prinzip. Hier muss bedacht werden, dass das Wort „Wirklichkeitsprinzip" den mutigen Anspruch impliziert, die Prinzipien, auf die sich „Wirklichkeit" begründet, erklären und benennen zu können.
Es besagt, dass alles, was ist oder wird, einem Prinzip von Polarität unterliegt.
Nur durch die Abhängigkeit eines Minuspols (Yin) von einem Pluspol (Yang) existieren und wirken die Dinge. – Ohne Berg kein Tal. Man könnte zur Veranschaulichung dieses Wirklichkeitsprinzips eine Batterie als Energiequelle zum Vergleich anführen. Denn auch sie besteht in ihrem Wesen aus zwei unterschiedlichen, voneinander abhängigen, gleichwertigen Polen.

Ungleichheit bedeutet die qualitative Unterschiedlichkeit entgegen gesetzter Pole. - Schwarz ungleich Weiß.
Gleichwertigkeit bedeutet die quantitativ gleiche Höhe ihres Potentials. – Das schwarze und weiße Feld sind gleich groß.
Abhängigkeit bedeutet Wirksamkeit durch das Bilden einer Einheit.
- Der Kreis vereinigt Yin und Yang.

Für unsere 12-Volt-Batterie, die sich aus dem Potentialunterschied zwischen +6 Volt und -6 Volt ihre Gesamtspannung erschafft, würde das bedeuten, dass das Minus und das Plus-Zeichen Ausdruck von Ungleichheit oder Gegensätzlichkeit sind, während die Zahl 6 Ausdruck für eine Wertigkeit ist und in unserem Fall hier Gleichwertigkeit bedeutet. Letztlich verbindet dann das Gehäuse der Batterie beide Pole in Abhängigkeit in einer Einheit.

Also genau wie im Wirklichkeitsprinzip von Yin und Yang dargestellt, ist die gleichwertige Gegensätzlichkeit zweier voneinander abhängiger Pole das elementare Wesen, woraus sich die Kraft einer jeden Energiequelle, auch die der Batterie, begründet.

Also gilt:
Je **qualitativ** ungleicher die Pole (minus und plus)
Und je **quantitativ** angeglichener die Wertigkeit (+6 und -6),
desto stärker und ausgeglichener ist die Kraft in der Einheit (12 V).

Man bedenke: beide Pole müssen eine Einheit bilden, um zu wirken. Die Pole Yin und Yang vereinigen sich durch das „und" zu einer Einheit (Monade), und analog zu unserem Beispiel einigt erst die Konstruktion der Batterie die Pole Plus und Minus in Abhängigkeit zu einer Energiequelle.
Für die beiden Bedingungen Ungleichheit und Gleichwertigkeit gilt: Die Ungleichheit provoziert die Kraft und die Gleichwertigkeit die Harmonie in einer Energieeinheit.
Macht man sich Gedanken über die Verhältnisse und das Wesen der Einheit von Yin und Yang, erkennt man schnell deren Fundament:

<u>Die Abhängigkeit</u>,
Plus ist von Minus abhängig, denn ohne Minus existiert auch kein Plus.
Im Folgenden soll sich bemüht werden, die negativen Behaftungen, die durch assoziierte Gefühle und gesellschaftlichen Einfluss entstanden sind, von dem Begriff „Abhängigkeit" zulösen, um dem Leser verständlichere und tiefere Einblicke in den meditativen Aspekt des Yoga und in die östliche Philosophie zu ermöglichen.

Der Weg in die Freiheit

„Den Weg in die Freiheit“ zu beschreiten, ist nicht nur eine *Motivation*, die schon seit Urzeiten die Menschen antrieb, sondern auch ein regelrechter *Drang* und für viele Menschen eine Art „existentielle Ausrichtung“ in ihrem Leben.
Dieser Drang nach Freiheit bzw. der Mangel an ihr waren somit immer auch der Nährboden für Philosophien, Lehren und Religionen, die sich der Mensch, egal in welcher Zeitepoche, erschuf.
Und natürlich ist auch im Yoga eine solche „Befreiung“ das höchste Ziel. Es soll sich also lohnen, diesen mächtigen, anscheinend dem Menschen wesentlichen Drang nach Freiheit in Bezug auf diese Schrift zu klären. Dass viele Missverständnisse sich klären, wenn sich nur um eine genaue Formulierung der Begriffe bemüht wird, wird im Verlauf dieser Schrift noch ausführlicher dargelegt werden.

Also, dieser mächtige Drang nach Freiheit soll nun durch die genaue Unterscheidung der Wörter und deren Bedeutungen, die man in diesem Zusammenhang assoziiert, erläutert werden. Der Begriff Freiheit ist als Bezeichnung für diesen „Urwunsch nach Freiheit“ wohl jedem von uns natürlich vorgegeben, ebenso wie der *Begriff* „Freiheit“ einem jeden automatisch eine „Idee von Freiheit“ erschafft. Fragt man aber, was denn Freiheit für den Einzelnen eigentlich sei, stößt man auf viele verschiedene Erklärungsversuche. Man kann beobachten, dass Menschen vielfach daran scheitern, ihren Begriff von Freiheit eindeutig und klar zu formulieren. Dabei fällt immer wieder auf, dass eine ganz andere Begrifflichkeit benutzt wird, Freiheit zu erklären und zwar die der „Unabhängigkeit“. Und dieser Begriff ist es auch, der am Ende der meisten Erklärungsversuche als Definition übrig bleibt:

„Freiheit bedeutet Unabhängigkeit“, heißt dann oft das verfängliche Resumé. Diese bequeme Gleichsetzung führt zu dem irrigen Vorurteil, dass Freiheit und Unabhängigkeit das Selbe seien, bzw. das letzteres zu ersterem führe.

Sich an diese Gleichsetzung zu klammern, verschließt dem Leser, wie auch dem Yoga-Übenden, die Möglichkeit, seine eigenen, verborgenen Fähigkeiten zu entwickeln. Deshalb schlägt der Autor hier einen anderen Begriff vor, der diese Gleichsetzung von Unabhängigkeit und Freiheit vermeiden soll: Und zwar den der „Selbstbestimmung".

Sie bezeichnet natürlich nicht dasselbe wie Freiheit und Unabhängigkeit, aber sie kann zu Freiheit und Unabhängigkeit führen - oder sie *beinhaltet* zumindest beide in ausreichendem Maße, um die „Selbstbestimmung" als Begriff zur Benennung des Zieles der „geistigen" Entwicklung des Yoga-Übenden zu benutzen.

Also ist der Begriff „Selbstbestimmung" anstatt „Unabhängigkeit" zur Benennung „der Idee Freiheit", zumindest für das Verständnis dieser Schrift, wesentlich unverfänglicher. So soll das Wort „Selbstbestimmung" fortan als Ersatz für den mit „Freiheit" assoziierten Begriff der „Unabhängigkeit" stehen, um endgültig die irrige Gleichsetzung von „Freiheit" und „Unabhängigkeit" über Bord werfen zu können.

Der Suchende (auf der Suche nach sich selbst) und auch der Yoga-Übende erhalten mit der „Selbstbestimmung" einen unbehafteten Begriff, um das Ziel ihrer Bemühungen unverfänglicher zu definieren.

Schafft man es also, Unabhängigkeit als Erklärung für die „Idee der Freiheit" mit dem Begriff der Selbstbestimmung zu ersetzen,

dann erlebt der Übende auf seinem Weg „Freiheit" als ein Gefühl von Selbstbestimmtheit.

So lässt auch F. F. Coppola am Ende seines Oscar prämierten Kriegsdramas „Apocalypse Now", Marlon Brando im Angesicht seines Todes die tiefsinnige philosophische Erkenntnis äußern:

„Wahre Freiheit ist die Freiheit von den Meinungen anderer, und am Schluss von der eigenen."

Abhängigkeiten in der Moderne

Aus wissenschaftlicher Sicht ist seit langem bekannt, dass sich die menschliche Existenz auf das Bilden von sozialen Einheiten gründet. Der Mensch hat also existentielle soziale Bedürfnisse. Er ist bestrebt, mit sich selbst, seiner Familie, seiner Sippe, seinem Volk und mit seiner Umwelt Einheiten zu bilden, um mit ihnen im „Einklang" zu sein.

Leider entfernt sich der moderne Mensch immer mehr von diesen Einheiten, woraus sich der heutzutage verspürte Mangel an Verbundenheit begründen lässt. Genauso kann man sich auch die heute oft geäußerten Bedürfnisse nach Selbstfindung, spiritueller Entwicklung und meditativen Bewusstseinszuständen erklären. Solche Äußerungen sind heutzutage keine Seltenheit und scheinen dem modernen Zeitgeist zu entsprechen.

Ein Grund dafür mag sein, dass die Wörter, die als Begriffe für die existentiellen menschlichen Bedürfnisse benutzt werden, nicht mehr in ihrer ursprünglichen Bedeutung wirken, sondern nur noch in dem „Gefühl" ihrer persönlichen und sprachlichen Behaftungen.

So ist z. B. der negative Pol in den Köpfen der Abendländer mit „schlecht" behaftet. Alles Negative wird demnach auch als „schlecht" bewertet. So sind viele Eigenschaften, die dem negativen Pol (Yin-Pol) zugerechnet werden, wie z. B. „die Schwäche" und „das Nachgeben", heutzutage mit der Bewertung „schlecht" behaftet und werden deshalb gemieden oder gar als Untugenden geächtet.

Möchte man aber mit traditionellen östlichen meditativen Bewegungen heilende Wirkungen erzielen, muss an dieser Stelle deutlich gesagt werden,

dass beispielsweise „das Nachgeben", und auch viele anderen *negativen Eigenschaften* im Yoga, als Tugenden gelten und auch in körperlichen Übungen als Ziel bestehen.

Schafft man es also, den *negativen Pol der Wirklichkeit* aus seiner schlechten Behaftung zu lösen und ihn nicht automatisch als schlecht zu bewerten, gelangt man zu einer objektiveren Betrachtung der Dinge. So ist es für den Übenden daher unerlässlich, sich mit seinen eigenen Fehlern und Schwächen auseinanderzusetzen und später *anzufreunden.* Kein Mensch würde ja auf die Idee kommen, den Minus-Pol einer Batterie als schlecht oder als schlechter als den Plus-Pol zu bezeichnen. Oder, um den hinlänglich bekannten Ausspruch „die Kehrseite der Medaille“ unter diesem Wirklichkeitsprinzip zu betrachten:

Das Wesen der Medaille wird erst durch die unvoreingenommene Betrachtung ihrer Kehrseite objektiver erfassbar.

Enthalten wir uns den Blick auf das Negative vor, oder verdrängen es, so kann das „Wesentliche“ bzw. der „Sinn“ nicht erkannt werden.

Die Wirksamkeit des Negativen

Dreißig Speichen treffen sich in einer Nabe:
Auf dem Nichts daran (dem leeren Raum)
beruht des Wagens Brauchbarkeit.
Man bildet Ton und macht daraus Gefäße:
Auf dem Nichts daran beruht des Gefäßes Brauchbarkeit.
Man durchbricht die Wand mit Türen und Fenstern,
damit ein Haus entstehe:
Auf dem Nichts daran beruht des Hauses Brauchbarkeit.

Darum: Das Sein gibt Besitz, das Nichtsein Brauchbarkeit.

(Laotse)

Yin und Yang in der Moderne

Ganz in Gegensatz zu der östlichen Philosophie, in der es unerlässlich ist, negativ (Yin) und positiv (Yang) in ihrer Gegensätzlichkeit klar zu trennen (Schwarz und Weiß), sind die meisten modernen Gesellschaften bestrebt, unterschiedliche Polaritäten und Extreme, wie z. B. „stark“ und „schwach“, anzugleichen.
Dieses Angleichen ist moralisch sehr beliebt und verschafft auch dem Akteur ein gutes Gewissen. Aber dieses Angleichen unterschiedlicher Pole verursacht laut dem Wirklichkeitsprinzip von Yin und Yang, wie oben dargelegt, einen **massiven Energieverlust**.
Der andere Aspekt, der Energieverlust verursacht, ist die, wie oben dargelegt, ungleiche Bewertung der Pole, obwohl ja „negativ“ und „positiv“ *eigentlich* gleich hohe Potenziale haben.

Doch es ist weder eine ausgebildete Fähigkeit noch eine Tugend des modernen Menschen, positiv und negativ gleichberechtigt zu bewerten. Er sieht viel lieber alles positiv, verdrängt das Negative und versagt sich so die Wahrnehmung des „Wesens der Medaille“.
Genauso wie er es sich damit versagt, das volle Potential von meditativen Übungen zu nutzen.

Der letzte Aspekt, der innerhalb jeder Einheit Energieverlust verursacht, ist die Unabhängigkeit der polaren Partner. Und sie ist es auch, die in unserer modernen Gesellschaft jedem Menschen sogar als „Ideal“ gestellt scheint.
Jeder will, um jeden Preis, unabhängig sein. Und es wird alles gekauft und jedem gefolgt, wenn nur Unabhängigkeit versprochen ist. So versucht man heute sogar, in der eigenen Familie die Unabhängigkeit der Partner anzustreben und erzieht auch die Kinder in diesem Sinne. Beispielsweise motiviert man die Töchter, eine Berufsausbildung oder Karriere zu machen, damit sie später unabhängig leben können.

Anscheinend begeben wir uns heute lieber in Abhängigkeit von Systemen und Institutionen wie Banken, Versicherungen, Arbeitgebern

oder dem Wirtschaftswachstum, als dass wir ein Abhängigkeitsverhältnis zu wirklichen liebenden Menschen suchen. Das Vertrauen in diese Systeme scheint wesentlich größer als das Vertrauen in die eigene menschliche Fähigkeit, das Gute im Menschen zu erkennen.
- Und genau diese Fähigkeit wird mit meditativen Übungen in hohem Maße wieder ausgebildet.
Aber wir glauben lieber daran, dass solche Institutionen nur unseren Vorteil und unsere Unabhängigkeit im Sinn haben. Und anscheinend denken wir auch, dass diese Systeme auf keinen Fall Abhängigkeit provozieren oder gar von uns profitieren wollten.

Wir wollen *nicht abhängig* sein, und so ist heute die *Abhängigkeit* etwas „Schlechtes" geworden. Auch verdrängen wir gerne, dass unser Wohlbefinden in erster Linie und auch im Endeffekt davon *abhängig* ist, wie es in unserer Partnerschaft läuft, ob wir gesund sind, wie geliebt wir uns fühlen oder ob es unseren Kindern gut geht.

Das Wirklichkeitsprinzip von Yin und Yang soll uns darüber aufklären, dass es keine Einheit und es kein Gefühl von Verbundenheit gibt ohne Abhängigkeit.

Einzig und alleine „wovon" oder „von wem"
wir uns abhängig machen wollen,
liegt in unserer Macht.

Die klare Benennung unserer eigenen Abhängigkeiten ist immer der erste Schritt, sich aus verborgenen und ungewollten Verstrickungen und Machtverhältnissen zu befreien.

Der Mensch aber braucht solche Abhängigkeiten für die Erschaffung seiner lebensnotwendigen sozialen Einheiten und Verbundenheiten.
- Der Einheit mit sich selbst (Körper, Geist, Seele)
- Der Einheit mit der Familie (Mann, Frau, Kinder)
- Der Einheit mit dem Volk (Sitten, Bräuche, gemeinsame Sprache)
- Der Einheit mit der Welt (allen Lebewesen und der Natur)

Man ist immer von irgendjemand oder irgendwas abhängig. Und es liegt überhaupt nicht in unserer Macht, völlig unabhängig zu werden. Also verwundert es nicht, dass der Moderne Mensch sich „unangekommen" und „unvereinigt" fühlt, solange er dem Ideal der Unabhängigkeit hinterher jagt.

So auch der Übende:
Schafft er es nicht, sich wieder mit der Abhängigkeit, als des Menschen wesentliches Verhältnis, anzufreunden und versucht weiterhin, brav positiv zu bewerten, möglichst alles anzugleichen und seinem Wunsch nach Unabhängigkeit zu frönen, dann wird er sich die meisten heilende Kräfte meditativer Übungen vorenthalten.

Der Weg ist das Ziel

Dieser Ausspruch wurde in den sechziger Jahren einer ganzen Generation zum Ideal. Die „Hippies" verstanden darunter, dass man nur auf dem Weg sein müsste, aber kein Ziel brauche.
Gemeint ist aber, dass nicht das „Erreichen" des Ziels, sondern das „Auf-dem-Weg-sein" in Richtung Ziel, zum Menschenglück führe. Denn jeder Weg wird durch einen Anfangs- und einen Endpunkt definiert.
Um dem Yogaübenden den Weg erst einmal sichtbar zu machen, muss also zuerst das Ziel (der Sollzustand) benannt werden. Der Ausgangspunkt des Weges (der Istzustand) muss ebenfalls klar erkannt sein. Dazu ist das Eingeständnis der eigenen Defizite und Schwächen unverzichtbar.

Ein Weg ohne klares Ziel wird im gleichen Maße zum Irrweg wie jener ohne klaren Ausgangspunkt.

So auch der Übende:
Er versucht immer erst, den körperlichen „Ist-Zustand“ als *Ausgangspunkt* wahrzunehmen, bevor er sich in Richtung „Soll-Zustand“ als *Ziel* bewegt. Er trainiert diese Wahrnehmung in der Praxis, indem er sich innerlich beim Üben z. B. Fragen stellt, wie: Wo bin ich jetzt? Wo will ich hin? Wie schnell ist mein Atem? Und wie schnell soll er sein? Um im „Rhythmus“ und im „Gleichgewicht“ zu bleiben, entwickelt er in seinen meditativen Übungen seine „Selbsteinschätzung“ dadurch, dass er die gleichwertige Bewertung der gegensätzlichen Pole (Yin und Yang) ständig realisieren muss. Er benutzt dazu als Pole die körperliche Anspannung und Entspannung, die ja in seinen Bewegungen ständig gefordert sind.
Hat nun der Übende gelernt, immer genauer den Ist- und Soll-Zustand zu benennen, werden ihm nicht nur die eigenen Handlungen, sondern auch die Verhältnisse in der Außenwelt klarer und durchsichtiger.

Entwicklung der Selbstkräfte und mystische Wirkungen

Ist nun durch Yogatraining die Fähigkeit, den eigenen Ausgangspunkt klar zu definieren, ausgebildet, so wird man feststellen, dass man beginnt, mit den Dingen in seiner Umwelt in ähnlicher Weise in Verbindung zu treten. Da die schonungslose Benennung der Ist-Zustände in den meisten Gesellschaften nicht gerade beliebt ist, beginnt so eine äußerst kritische Phase in der Geistesentwicklung des Yogaübenden, die wohl besonders uns Westlern vorbehalten bleibt.

In dieser Phase bemerkt der Schüler, dass seine innere geistig-seelische Entwicklung auch unbeabsichtigte Auswirkungen in die äußere Welt hat. „Nur“ dadurch, dass er seine geistige Fähigkeit der *inneren* Wahrnehmung verfeinert hat, hat er sich, meist unbewusst, auch seine *äußeren* Wahrnehmungskräfte entwickelt. Diese „hoch entwickelte“ Wahrnehmung hat aber auch, wie alles andere, ihre Kehrseite.

Denn solch entwickelte Wahrnehmung kann leicht als eine Art Überlegenheitsgefühl oder sogar als Besserwisserei in die Umwelt wirken und kann so dem Schüler viele Schwierigkeiten bereiten. Übertrifft solch Wahrnehmungsfähigkeit ein bestimmtes Maß, dann spricht man in der Mystik von der Fertigkeit der „höheren geistigen Erkenntniskraft".

Und so kann man sich auch die Entwicklung jeglicher heilenden, mystischen Kräfte vorstellen, denen man im Yoga begegnen kann. Man entwickelt durch solche Geistesschulung die eigenen sogenannten „Selbstkräfte". Und diese erschaffen dann die Kräfte, die auch in die Außenwelt wirken. Man entwickelt also alle diese „unglaublichen Kräfte" erst einmal in sich „Selbst", ohne sich an der Außenwelt messen zu müssen.

Ist bisher die „Idee", dass jede persönliche Entwicklung von der <u>Außenwelt unabhängig</u> sein kann, dem Schüler zum „Ideal" geworden, hat er nun die Möglichkeit zu einer fundamental neuen Erkenntnis zu gelangen:

Es ist das größte Hemmnis, sein persönliches Schicksal davon abhängig zu machen, dass irgendwas oder irgendjemand im persönlichen Umfeld sich verändert.

In unserer Sprache zeigt das Sprichwort:
„Willst Du Welt verändern, dann verändere Dich selbst!", dass auch diese philosophische Sichtweise dem Westler zugängig sein kann.

Deshalb entwickelt man in den meditativen Yogaübungen zuerst seine „Selbstkräfte" und erschafft sich so automatisch auch die nach außen hin wirkenden Kräfte.

Man lernt, mit den Begriffen „Selbstwahrnehmung, Selbstkontrolle, Selbsteinschätzung, Selbstbewusstsein, Selbstbeherrschung" etc. die Ziele seiner geistigen Entwicklung zu benennen und auch deren Veränderungen klar wahr zu nehmen.

Es ist also hier die Entwicklung der *inneren* **Selbstwahrnehmung**, die dann die Steigerung der *äußeren* Wahrnehmungskraft unwillkürlich verursacht.

Dieses bedingte Zusammenwirken von „Innerem“ und „Äußerem“ ist also ein der Wirklichkeit wesentliches Verhältnis und in der östlichen und westlichen Mystik ein grundsätzliches Prinzip.
Ist die Fähigkeit zur *inneren* **Selbsteinschätzung** in ähnlicher Weise entwickelt, beginnt sie, als gesteigerte „Ermessenskraft“ auffällig nach a*ußen* zu wirken. Doch Vorsicht!
Genau diese entwickelten Fähigkeiten wirken auf andere Menschen als seltsam anmutende „mystische“ Kräfte. Aber anders als in Asien, wo mystische Kräfte und nichtwissenschaftliche Weltbilder geachtet und wertgeschätzt werden, führte die Beschäftigung mit Mystik in früheren Zeiten in Europa dazu, dass man nicht nur sein Leben, sondern auch die Familienangehörigen auf dem Scheiterhaufen verlor und alles in Bücher geschriebene mystische Gedankengut ebenfalls dort endete. Wer sich also durch Yoga besondere Kräfte erschafft und diese mit nicht-wissenschaftlichen, also „esoterischen“ Prinzipien begründet, stößt auch heute noch in Europa auf Ablehnung. So besteht durchaus die Gefahr, für „verrückt“ erklärt zu werden, wenn man zuviel Mystik nach außen trägt.
Da der Unterschied zwischen Wahnsinn und Genie sich aber nur durch den Erfolg definiert, braucht man heute keine Angst mehr zu haben, sein Leben zu verlieren. Denn man kann ja mit dem esoterischen Yoga-Kram direkt aufhören, wenn kein gesundheitlicher Erfolg sichtbar wird und jede esoterische Einsicht leugnen. Aber auch wenn man erfolgreich ist und in unvorsichtigem Maße Esoterik propagiert, besteht die ernsthafte Gefahr, dem Spott seines Umfeldes ausgesetzt zu sein.

Der Positiv-Denker

Wie in vorherigen Kapiteln dargestellt wurde, haben sich in der heutigen Zeit viele neue Werte und Ideale in unserer Gesellschaft verbreitet. Die da heißen Spaß, Bequemlichkeit oder „Positives Denken“. „Man muss nur positiv denken, dann geht alles andere von ganz alleine!“ oder „Denke doch einfach mal positiv!“, sind heute

gerne genutzte Affirmationen und Glaubenssätze. In der modernen Gesellschaft scheint es in gleichem Maße ein ausgerufenes Ziel zu sein, „Positiv-Denker" zu werden, wie in früheren Zeiten der „Gute Mensch" als Ideal gestellt war.
„Je positiver ich denke, desto erfolgreicher bin ich", ist ein gerne genommener Trugschluss, den der Abendländler benutzt, sich auch östliche Philosophien zu erschließen.

Genauso wenig wie positives Denken beim Üben Qualität garantiert, so wenig wird man durch positives Denken zu einem „Glücklichen Menschen".

Diese Aussage wird wohl die meisten Leser brüskieren, aber sie muss hier unbedingt in dieser Deutlichkeit zum Ausdruck gebracht werden. Die Kehrseite der Medaille zu betrachten und anzunehmen, Schwächen, Unschönes oder Unbeliebtes zu beleuchten, ist eben genauso wenig erfreulich, wie es populär ist, aber unumgänglich auf dem Weg echter, persönlicher Entwicklung.

So ist also Positiv-Denken das Gegenteil von objektiver Wahrnehmung.

Doch der Moderne Mensch neigt eher dazu, das „Negative" zu verwerfen oder zu verdrängen. Durch diesen Umgang konditioniert sich in seinem Unbewussten die Konstellation, „Negativ" sei schlecht und „Positiv" automatisch gut. Er setzt Positiv-Denken mit einer positiven Bewertung gleich und bezeichnet gerne die Personen, die das nicht tun, als „Miesmacher".
Deshalb steht das gleichwertige Annehmen beider Pole (negativ und positiv, Yin und Yang) zur objektiven Erfassung des Wesens aller Dinge als fundamentaler Schritt am Anfang des Weges zur Erschließung der „geheimen Wirkungen" meditativer Übungen.

„Die Kunst des Lebens besteht im Annehmen von Widersprüchen",

schrieb Sigmund Freud in diesem Zusammenhang.

Weder in der traditionell östlichen noch in der traditionell westlichen Philosophie finden sich Hinweise darauf, dass je Buddha, Mohammed oder Jesus gesagt hätten, dass positives Denken einen zum Glück führe oder gar einen guten Menschen ausmache.
Es wird allerdings von einem „Positivismus“ in den christlichen Lehren berichtet. Dieser Positivismus hat aber nichts mit positivem Denken zu tun, sondern nur mit einer „positiven Einstellung“. Das Glas wird als halb voll und nicht als halb leer gewertet, das bedeutet Positivismus.

Rudolf Steiner schreibt in diesem Zusammenhang über ein Jesusgleichnis:

„Nicht verwechseln soll man diese Positivität mit Kritiklosigkeit, mit dem willkürlichen verschließen der Augen gegenüber dem Schlechten, Falschen und Minderwertigen. Man kann das Schlechte nicht gut, den Irrtum nicht wahr finden.
Aber man es dahin bringen, dass man durch das Schlechte nicht abgehalten werde, das Gute, durch den Irrtum nicht, das Wahre zu finden.“

So wird also auch der Positiv-Denker sich nicht der ganzen Kraft bedienen können, die die fernöstlichen Bewegungskünste bieten, genauso wenig wie er sich „selbst“ und das wahre Wesen der Dinge je erfassen kann. So falsifiziert der Yogaübende den Satz:
„Man muss immer mit dem Schlimmsten rechnen!“ und gebiert sich daraus den Leitsatz: „*Rechne immer mit dem besten, aber sei aufs Schlimmste vorbereitet!*“
Hat sich so der Schüler vom Positivdenker zum Positivisten entwickelt, der den negativen Pol genauso stark gewichtet wie den positiven, ist der Grundstein zu der Entwicklung einer objektiveren Wahrnehmung und damit zu einer höheren Ermessenskraft gelegt.

Denn jedes objektive Ermessen gründet sich hauptsächlich auf die Fertigkeit, positive und negative Zustände gleichwertig zu behandeln.

Und so stellt man sich bald die weitergehende Frage: Woran richtet sich solch objektives Ermessen eigentlich aus? Um durch die Wahrnehmung der polaren Zustände zu einem objektiveren Urteil oder der „rechten Einschätzung“ zu gelangen, muss also ein wertender Bezug zu irgendetwas bestehen.

Also: In Bezug *zu was* schätzt oder bewertet der Mensch überhaupt?

Zur Qualität

Robert M. Pirsig berichtet in seinem Buch „Zen und die Kunst ein Motorrad zu warten“ über einen Professor, der sein ganzes Leben damit zubrachte, „Qualität“ zu definieren und wissenschaftlich zu erfassen. Aber dieser Versuch scheiterte kläglich.
Denn er stellte fest, dass Qualität nicht nur ein individuell persönliches Empfinden ist, sondern auch von ganz verschiedenen Personen ähnlich empfunden wird.
Es sollte also auch Kriterien geben, nach denen der Mensch unabhängig vom Individuum Qualität definiert bzw. ermisst.
Der Professor ließ vor neuen Schülern, die keine Ahnung von Lyrik hatten, Aufsätze fortgeschrittener Studenten vorlesen. Diese Schüler sollten die Qualität der Aufsätze bewerten, ohne dass ihnen ein literarisches Wertesystem bekannt war. Vorher wurden alle Aufsätze von qualifizierten Lehr-Professoren bewertet.
Im Ergebnis, das verblüffend war, bewerteten die unausgebildeten Studenten die Qualität der Aufsätze ebenso wie die Professoren. Unter anderem schloss er daraus, dass die Fähigkeit, Qualität zu beurteilen, jedem Menschen inne wohnt und nicht in erster Linie von Bildung, Erziehung und Genen abhängig sein kann.
Der Professor kam zu dem Schluss, dass es kollektiv angelegte Kriterien geben muss, fernab der Logik, unabhängig vom Individuum, nach denen der Mensch Qualität bewertet.

Da also diese Kriterien nicht von Außen, also durch Erziehung oder Gene, entstanden sind, und man sie auch nicht in der Außenwelt messen oder logisch erfassen kann, sollte man diese Kriterien vielmehr im Inneren, im rein subjektiven Bereich der eigenen Wahrnehmung suchen.
In der Wissenschaft diese Kriterien zu suchen, um zu mehr Lebensqualität zu gelangen, wäre also reine Zeitverschwendung. Streben wir also nach Qualität in unserem Leben, so wäre es ein Irrweg, sich an üblichen äußeren Systemen und Messwerten zu orientieren, um die „geheimen Kriterien" zu finden, die fernab wissenschaftlicher Messbarkeit liegen und als kollektiver Faktor der Beurteilung von Qualität wirken.
Doch vielleicht kann man diese Kriterien in der „Innenwelt" finden? Wer also mit Yoga übt, seine Körperzentrum wahrzunehmen und die Qualität seiner Bewegungszustände zu ermessen, um sich in „seiner Mitte" zu halten, befriedigt auch das ganzheitliche Bedürfnis, das jedem Menschen zu Eigen ist:

Im Gleichgewicht zu sein.

Diese Bedürfnisse, sich in der Mitte zu halten, die Bewegungen zu koordinieren oder den Kopf gerade zu halten, sind Qualitätsbedürfnisse des eigenen Körpers und somit aus sich *Selbst* und nicht vom eigenen Willen bzw. Ego erschaffen.

Reine Qualität wird also empfunden und somit *ermessen* und nicht *gemessen*.

Darüber hinaus stellte der Professor fest, dass es zwei wesentliche Aspekte für die Bewertung von Qualität gibt. Einmal ist es die willentliche, rationale Wertung in Bezug auf eine „Eigenschaft" und das andere Mal eine unbewusste, unwillkürliche Wertung in Bezug zur „reinen Qualität". Beim meditativen Üben, also im Zustand unbewusster und unwillkürlicher Wahrnehmung, ist man besonders empfänglich für das Ermessen dieser reinen Qualität.

So auch der Übende:
Er misst sich nicht an Anderen, sondern empfindet an sich selbst. Er versagt sich im Training den Blick in den Spiegel oder zum Nachbarn und versucht, jegliche äußere Wahrnehmung in seinem meditativen Zustand zu vermeiden.

Abgesehen davon, dass jede nicht vergleichende Bewertung immer einen Bezug zur reinen Qualität hat, ist der Begriff der Qualität noch in einem anderen besonderen Fall für den Yoga-Übenden relevant. Dieser Begriff stellt eine neue Disposition.
Wenn, wie anfangs behauptet, es dem heutigen Zeitgeist entspricht, dass viele Menschen auf der „Suche" sind oder „einfach nur ankommen" wollen, muss die Frage, <u>wonach</u> denn eigentlich gesucht wird bzw. <u>wo</u> man denn ankommen will, in den Mittelpunkt treten. Beginnt man seine Ausbildung in den meditativen Künsten, tut es Not, eine Antwort auf diese Frage zu finden, um das Ziel seines Weges auch klar *benennen* zu können.
Sind diese Antworten erst einmal formuliert, beispielsweise auf der „Suche" nach Gott, dem Glück, Heilung oder sich „selbst", wird dem Übenden der eigene heilende Weg verständlicher und *klarer begreifbar.*
Nun, Qualität ist auch ein Begriff - ist er erst, wie oben dargestellt, aus seiner naturwissenschaftlichen Behaftung befreit -, der sich gleichwertig mit den bereits genannten Begriffen eignet, <u>das Ziel</u> seiner Suche klar zu benennen.
Ob man es nun die Suche nach Lebensqualität, Gott, Sinn, Glück oder sich selbst nennt, ist völlig unerheblich für den, der sich anstellt, mit meditativen Ritualen zu üben.
Um <u>den Weg</u> auch klar vor Augen zu haben, ist es aber in dem Sinne erheblich, dass der Schüler sich zumindest *eine* Begrifflichkeit schafft, sein Ziel zu definieren.
Wem solche Begriffe, seine Ziele zu benennen, zu abstrakt oder unwissenschaftlich erscheinen, der kann sich auch konkretere Begriffe schaffen, um seine Ziele zu benennen. „Schmerzfreiheit im Rücken" oder ein „gesunder Schlaf" wären beispielsweise solche Begriffe, die das Ziel des Weges konkreter definieren.

Die Hauptsache ist es also, sich eine individuelle Begrifflichkeit für das eigene Ziel zu wählen, um dem Weg des Übenden eine Richtung zu geben und ihm auch eine eindeutige Vorstellung dieses Zieles zu ermöglichen.

Vom Unterschied

Heutzutage wird sehr viel über die therapeutische Wirksamkeit fernöstlicher Therapien geredet. Man hat diese gesundenden Wirkungen anhand von empirischen Studien nachgewiesen. So bezuschussen heute die Krankenkassen Akupunktur, Chi Kung und Yoga, obwohl die Medizin keinen wissenschaftlichen Beweis erbracht hat, dass ein Energie- und Meridiansystem besteht, auf welches sich die ganze östliche traditionelle Medizin (Ayurveda, TCM) stützt.

Man weiß also, dass Yoga der Gesundheit förderlich ist, aber wie dieses zu Grunde liegende „Energie-System“ funktioniert, weiß man nicht. Die Philosophie des Yoga und auch aller anderen östlichen Bewegungsformen stützt sich auf ein solches, sogenanntes esoterisches Weltbild und eben nicht auf die Naturwissenschaften.
Und genau hier liegt der wesentliche Unterscheid zwischen den westlichen Sportarten und den östlichen Bewegungsformen, die den Anspruch erheben, die Gesundheit zu verbessern.
Wer im Yoga oder anderen meditativen Übungen sein Heil sucht, sollte auf gar keinen Fall ein Problem damit haben, Qi als „Lebensenergie“ oder Yin und Yang als allgemein gültiges „Wirklichkeitsprinzip“ gelten zu lassen - obwohl nie eine wissenschaftliche Messung getätigt oder gar ein konkreter Beweis dafür erbracht wurde. Es ist also im Yoga von größter Bedeutung, zu einer klaren Vorstellung dieses „mystischen Energiesystems“ (Meridiane), des ganzheitlichen Prinzips (Körper, Geist, Seele) und des Wirklichkeitsprinzips (Yin und Yang) zu gelangen, um diese übergeordneten Prinzipien in alle Übungen mit einzubeziehen und sie mit esoterischem Wissen begründen zu können.

Dieses Energiesystem, das Wirklichkeits- und das ganzheitliche Prinzip begründen somit das Fundament aller östlichen Bewegungslehren. Die Lebensenergie (Prana oder Chi) strömt in diesem System (Chakren oder Meridiane) durch den ganzen Menschen. Diese Energie wird durch meditative Übungen gestärkt bzw. harmonisiert.

Lotusblumen und Chakren

Im Zusammenhang mit Yoga wird oft ein Sinnbild gebraucht, das dem Europäer wohl anfangs unverständlich bleibt, aber im Kontext dieser Schrift nicht unerwähnt bleiben soll.

Der Erwerb der hier beschriebenen geistigen Fähigkeiten, die der Yogaübende auf seinem inneren Weg erwecken soll, geht einher mit der Ausbildung der „inneren Sinnesorgane". Im Yoga und im Buddhismus nennt man solche inneren Energie- und Sinneszentren „Chakren". In diesem Zusammenhang existieren sogenannte „Schienen", in denen bestimmte Schwingungsmuster, beispielsweise Farben, Düfte oder Töne, den Chakren zugeordnet sind. Genauso steht jedes dieser 7 Chakren mit einer bestimmten Körperdrüse in Verbindung, die durch die passende Schwingung stimuliert werden kann.
Chakren sind also feinstoffliche Energie-Zentren, die in jedem Menschen existieren, aber oft sehr wenig ausgebildet und harmonisiert sind. Im Ayurveda gelten solche Fehlentwicklungen in den Chakren als Ursache für Krankheit und Unglück.

Die Entwicklung dieser Chakren soll durch Yogaübungen gewährleistet werden und zeigt sich bildlich nach außen hin in einer Bewegung der „Lotusblüten". In jedem der Chakren dreht sich eine andere Lotusblüte (4-, 8-, 16-, 24-, 32-, 48, viel-blättrig) um ihre eigene Achse. So kann man im Yoga jede Übung bestimmten Chakren zuordnen, die diese im Besonderen ausbildet.

Wer sich lieber eines weniger mystischen Bildes bedienen möchte, der kann sich die inneren Sinnesorgane wie die äußeren Sinnesorgane vorstellen, nur eben nach innen gerichtet. Man könnte also auch die Funktionen der fünf Haupt-Chakren denen unserer fünf äußeren Sinne - Hören, Sehen, Schmecken, Riechen und Fühlen - gegenüber stellen.

Die Bewertung der Wahrnehmung unserer äußeren Sinne motiviert unser tägliches Handeln, genau wie die Bewertung der inneren Sinne das Training des Yoga-Übenden bestimmen sollte.

So auch der Übende:
Er versucht, seine Haltung dadurch auszurichten, dass er die Muskulatur des Körpers bewusst *loslässt.* Er schafft sich eine Vorstellung von Schwere und kann beobachten, wie sich dadurch sein Körper automatisch entspannt. Zusätzlich imaginisiert er sich das Bild, wie er nach oben hin gezogen wird und spürt so, wie sein Körper sich über die Mittelachse hin zentriert. Er lässt davon ab, sich an seinem äußerlichen Seh- und Tast-Sinn zu orientieren und benutzt stattdessen seine Imaginationskraft, um sich durch die Wahrnehmungen seiner inneren Sinnesorgane zu zentrieren.

Das ganzheitliche Prinzip

Dieses meditative Üben mit der Lebensenergie Chi nützt der Gesundheit und Vitalität auf allen Ebenen. Auf die Tatsache, dass diese Lebensenergie in und durch **Körper, Geist und Seele** wirkt, begründet sich auch das viel beschworene naturheilkundliche „ganzheitliche Prinzip“.Dieses Prinzip besagt einfach ausgedrückt:
Ziel aller ganzheitlichen Bemühungen ist die Vereinigung von Geist, Körper und Seele zu einem Ganzen, zu einer Einheit.

So könnte man das „ganzheitliche Prinzip" mit den Entwicklungsgesetzen Darwins vergleichen, denn beide versuchen, die Bedingungen für jede *natürliche Entwicklung* zu definieren.

Während man das esoterische Wirklichkeitsprinzip von Yin und Yang den physikalischen Naturgesetzen entgegenstellen könnte, denn beide erklären, wie die Kräfte in der Natur sich verhalten.

Diese, letztlich unbewiesenen, fundamentalen Prinzipien stellt der Autor nicht ohne Grund den bewiesenen wissenschaftlichen Gesetzmäßigkeiten gegenüber. Denn in der östlichen Philosophie, die auch dem Yoga zu Grunde liegt, behandelt man diese Prinzipien wie Gesetze. Übergeordnete Gesetze.
Seit Jahrtausenden sind diese Prinzipien von den Vätern den Söhnen weitergegeben worden. Nur aus einem Grund:

Weil sie sich bewahrheitet hatten.

Esoterik nennt man solche Wissenschaft, die, fernab von natur- und geisteswissenschaftlichen Ansätze und Methoden, alternative Herleitungen und Schlussfolgerungen benutzt, um das menschliche Dasein und das Wesen der Dinge zu erklären.

Nun, landläufig hält sich aber hartnäckig die Meinung: Man muss schon an diesen „esoterischen Kram" glauben, sonst könne man keine Wirkungen erwarten. Dieses Vorurteil abzubauen, ist eines der Hauptanliegen dieser Schrift.

Es sollen hier dem Leser Erklärungen für die heilenden Wirkungen von meditativen Bewegungen hergeleitet werden, ohne dass „der Glaube an die Wirkung" als Bedingung oder Fundament voraus gesetzt wird.

Nicht Glaube, sondern einzig und alleine die Aufgeschlossenheit befähigt den *entschlossenen* Schüler, diese Prinzipien während seiner Ausbildung zu verifizieren und später dann auch zu idealisieren.

Der westliche Yogaschüler muss also keinen blinden Glauben, sondern *nur* ein gewisses Maß „esoterischer Toleranz" entwickeln, um unbewiesenen Prinzipien - genau wie bewiesenen Gesetzen - zu folgen.

Von Fähigkeiten und Fertigkeiten

Oder: Mystische Kräfte in klarem Deutsch

Wie „mystische Kräfte" zu erschaffen sind, ist für den Europäer ganz einfach zu verstehen, wenn er sich eine einzige Erkenntnis immer wieder vor Augen führt:

Nur durch Üben erhebt man eine Fähigkeit zur Fertigkeit.

Oder auf Deutsch: **„Übung macht den Meister!"**

Jeder Mensch hat die Fähigkeit, zu schwimmen, zu lesen oder Fahrrad zu fahren. Doch nur, wer eine Fähigkeit durch Übung entwickelt, erhebt sie auch zu einer Fertigkeit.

Und so kann man sich dann auch die Erschaffung der meisten außergewöhnlichen und mystischen Kräfte völlig logisch erklären. Angenommen, jeder Mensch hätte die Fähigkeit zur inneren außersinnlichen Wahrnehmung, seine Körperkräfte durch Entspannung zu vervielfachen, sich durch beschauliche Reflexion selbst zu finden oder durch die Kraft der eigenen Gedanken und Emotionen zu heilen.

Und angenommen, alle unglaublichen Fertigkeiten, die je ein Yogi oder Kung Fu-Kämpfer vollbrachte, wären auch als Fähigkeit im Geiste jedes anderen Menschen, genau wie die Fähigkeit des Lesens, schon als Veranlagung gegeben, dann könnte sich auch jeder solche „mystische Kräfte" einzig und alleine durch die rechte Übung erschaffen.

Man bedenke: Der Analphabet muss selbst überhaupt nichts von seiner „geistigen Veranlagung zum Lesen“ wissen, und doch hat er diese *Gabe*. Und erst durch andere „Wissende“ erfährt er davon.
Derjenige Abendländer, der Analogien mutig benutzen kann, erklärt sich über die Erkenntnis, dass jeder Mensch nur durch Übung höhere geistige Fertigkeiten, wie das Lesen und Schreiben, erlangen kann, die Entstehung aller übersinnlichen und mystischen Kräfte.

Es könnten also unendlich viele verborgene Fähigkeiten als *Gaben* im Inneren eines jeden Menschen schlummern, ohne dass man davon weiß. Und all diese könnte man zu mystischen Fertigkeiten entwickeln. Wird die Erkenntnis „Übung macht den Meister!“ dem Schüler zur „Überzeugung“, dann hat er sich nicht bloß die mystischen Kräfte erklärt, sondern auch die „Bereitschaft“ geschaffen, sich spirituell zu erwecken, um letztlich seinen Geist - und damit sich „Selbst“ - zu befreien.

Geistesentwicklung ohne blinden Glauben

Für Ungläubige und Atheisten bieten meditative Übungen, wie Yoga, die Möglichkeit, die sogenannten **Glaubenskräfte**, die allen Gläubigen innezuwohnen scheinen, zu entwickeln – und dies ganz ohne „blinden Glauben“.
Der Ausspruch „Glaube versetzt Berge“ und viele neuerliche medizinische und psychologische Studien weisen darauf hin, dass Gläubige gesünder und glücklicher leben als andere Menschen. Genau genommen, begründen sich diese Geisteskräfte aber gar nicht auf das „Glauben“, sondern auf die Fertigkeit

einer „höheren Ordnung“ seine Existenz anzuvertrauen.

Glaube an sich ist „nur" dazu nötig die Wirksamkeit einer höheren Ordnung, quasi ohne Beweis, anzuerkennen. Man braucht nur den Glauben, also die innere Gewissheit, dass etwas existieren könnte, das nicht durch die äußeren Sinne wahrgenommen oder wissenschaftlich bewiesen oder gemessen werden kann.

Aus dem Befolgen der strengen Regeln bzw. Rituale, wie sie jede Religion, Lehre oder Philosophie im Prinzip fordert, entspringen diese Glaubenskräfte, die dann die Fähigkeit zur *Selbstkontrolle* entwickeln. Genauer gesagt: Universellen Regeln oder Prinzipien zu folgen und diese, a priori, über seinen eigenen Willen zu stellen, öffnet einem die Türen, alle veranlagten geistigen *Fähigkeiten zu Fertigkeiten* zu entwickeln und sich so neue mystische Geisteskräfte zu erschaffen.

Nun, beim meditativen Üben mit den 6 Tibeter ist also *blinder Glaube* gar nicht nötig. Es gibt anfangs nur die Anweisungen des Lehrers, die „Form" und die „Prinzipien", denen es zu folgen gilt.

Bringt man nun einige Wochen Geduld auf, die Übungen täglich zu wiederholen, so hat man selbst die Möglichkeit, durch die neu erworbene Fertigkeit zur sensiblen Eigenreflexion die gesundenden und beruhigenden Auswirkungen dieser „Yogalehre" am eigenen Leib zu erfahren. Erst danach, wenn man beispielsweise das Gefühl hat, die Schmerzen werden weniger, werden diese Anweisungen, die Form und die Prinzipien dem Schüler zum *empirisch* bestätigten Ideal.

Denn die Sinnigkeit jedes Ideals wird von jedem selbst, ob der Wirksamkeit auf sein eigenes Ziel hin, überprüft.

Es ist also kein „blinder Glaube" nötig, sondern nur der Glaube an seine eigene Urteilsfähigkeit bzw. der Mut, dieser zu vertrauen.

Denn Garantien gibt dir keiner. Der liebe Gott? - Auch der nicht; leider.
(Marius M.-W.)

Da die Wirkungen sich erst nach ein paar Wochen zeigen und es keine Garantien über die Verlässlichkeit des eigenen Urteils gibt, wird klar, welche Fähigkeiten der Schüler auf dem inneren Weg ausbilden muss:

Geduld und Ausdauer zu täglichem Üben und Mut, seinem eigenem Urteil zu vertrauen. Aber keinen „blinden Glauben"!

Drei Säulen stehen auf festem Fundament

Möchte man mit meditativen Bewegungen, wie z. B. den 6 Tibeter, ganzheitliche Wirkungen erzielen, hilft folgende Gliederung, um die Prioritäten und Entwicklungsstufen im Yoga klarer zu begreifen.

Das Fundament: Die Atmung

Dadurch, dass die Atmung sowohl willkürlich als auch unwillkürlich bzw. unbewusst geschieht, eignet sich die eigen Atmung herrvorragend als eine Art „Bewusstseinsfokus", ähnlich einem Mantra.
Dem Takt der unwillkürlichen Atmung in seinen Bewegungen zu folgen, hilft so dem Übenden, sich vom seinem „Ich" (Wille) zu lösen und zu seinem „Selbst" zu kommen.
Körperlich zeigt sich dies daran, dass man nicht mehr das Gefühl hat, „hinter den Atem zu kommen" oder „außer Atem zu sein".
Anders gesagt: „Der Atem fließt frei und ruhig."

1. Säule: Die Körperwahrnehmung

Am Anfang steht die Erweckung und Entwicklung höherer innerer Einsicht zur ungeschönten „Selbstwahrnehmung".
Dabei versucht man, ein Bild seines eigenen Körpers wahrzunehmen, indem man sich während Bewegung auf ganz bestimmte Leibregionen konzentriert. Versucht man beispielsweise, den Druck unter seinen Fußflächen wahrzunehmen, bekommt man automatisch ein „inneres Bild" von ihnen, sobald man die Konzentration dorthin lenkt. In diesem inneren Bild kann man seine Gewichtsverteilung als Zustand wahrnehmen und anschließend beurteilen.
Steht man mehr links oder rechts? Ist mehr Druck auf den Zehen oder auf den Fersen, sind die Fußflächen maximal entspannt usw.? Ziel ist es, sich auf Anhieb in alle Körperregionen versetzen und deren Zustand wahrnehmen zu können, zum Beispiel kalt/warm, voll/leer, angespannt/entspannt, zentriert/dezentriert, schmerzend, kribbelnd, taub etc.

2. Säule: Die Körperkontrolle

Anschließend ist die Entwicklung zur „Selbstbeherrschung" durch die aufrechte Ausrichtung zum Himmel und der Erde an der Reihe. Ist also durch Körperwahrnehmung eine Leibregion und deren Zustand erkannt, geht es nun darum, die Fertigkeit der „Körperbeherrschung" zu erlangen, um die Körperregion in Richtung Optimalzustand auszugleichen.
Hat man dann die Fußsohlen visualisiert und seine Gewichtsverteilung wahrgenommen (links/rechts, vorne/hinten), versucht man also, den Körper soweit zu entspannen (schwer zu werden) und so zu positionieren, dass das Gewicht in der Mitte der Fußflächen gesehen bzw. gespürt wird. Ziel ist es, jeder Zeit seinen Körper ins Gleichgewicht und zu einer aufrichtigen Ausrichtung bringen zu können, ohne dazu in Anspannung zu geraten.

3. Säule: Die Körperhaltung

Später erweckt und entwickelt man durch diese geschulten Zentrierungskräfte auch eine neue „Standhaftigkeit".
Durch das beständige Wiederholen der Übungen bilden Körperwahrnehmung und Körperkontrolle automatisch eine neue Körperhaltung aus. Der Übende versucht, den Zustand der „Mitte" zu verinnerlichen bzw. zu erhalten. Er nimmt möglichst alle Faktoren, wie z. B. Ablenkungen und Zerstreuung wahr, die ihn von diesem Zustand weg bewegen und beseitigt sie erfolgreich.
Es etabliert sich so langfristig eine neue eigene Haltung, die sich in einem späteren Stadium als die eigene *Geisteshaltung* enttarnen wird. Das Besondere in diesem Stadium ist, dass jetzt auch nach außen hin sichtbare Veränderungen auftreten. Man könnte „Ausstrahlung" dazu sagen, also die Haltung, die nach außen (Umwelt) hin wirkt.

Während die Bezeichnungen Körperhaltung und Körperbeherrschung kaum einer Erklärung bedürfen, ist dies bei der Körperwahrnehmung anders, denn die menschliche Wahrnehmung ist ein äußerst komplizierter und komplexer Vorgang.

Über Wahrnehmung

Da die Selbstwahrnehmung die erste und vielleicht wichtigste Fähigkeit jeder meditativen Kunst ist, die jeder Schüler zur „höheren Fähigkeit“ ausbilden muss, ist es für ihn sehr hilfreich, wichtige Faktoren, die unsere menschliche Wahrnehmung betreffen, wirklich zu begreifen. Um zu einer objektiven Selbsteinschätzung zu gelangen, muss alles, was den Schüler zur Selbsttäuschung nötigt, unbedingt erkannt, benannt und gebannt werden.

Demzufolge soll sich in dieser Schrift besonders um eine Klärung der Verhältnisse und der Faktoren bemüht werden, die die „Wahrnehmung“ betreffen und somit auch automatisch unsere „Bewertung“ beeinflussen. Es gibt zunächst drei Faktoren, von welchen die menschliche Wahrnehmung wesentlich abhängt. Diese gelten natürlich auch für die eigene Selbstwahrnehmung und müssen deshalb dem Yogaübenden genau „begreifbar“ sein.

Das ist erstens der Ort, von dem aus betrachtet wird, der Standort,
zweitens die Art und Weise, wie betrachtet wird, die Sichtweise,
und drittens die Haltung, durch die vorab betrachtet wird, *die Einstellung*.

Der Standort

Der Standort beeinflusst die Wahrnehmung.
Um alle Dinge und Vorgänge in ihrem Wesen und allen Wirkungen ganz zu erfassen, ist es unbedingt nötig, beide Seiten bzw. Pole zu betrachten. „Jede Münze hat zwei Seiten“ oder „Die Kehrseite der Medaille“, dies sind Redewendungen aus dem Volksmund, die auf diese Begebenheit in der menschlichen Wahrnehmung hindeuten.

Das Wesen der Münze erschließt sich erst, wenn sie von beiden Seiten aus betrachtet wird. Schafft man es nicht, den gegensätzlichen Standort zu betreten, so enthält man sich diese Sichtweise vor und ist nicht fähig, das Wesen der „Münze" zu erfassen.
Betrachtet man hingegen ein größeres Objekt, zum Beispiel eine Stadt, die unbeweglich und unüberschaubar ist, so wird klar, dass die Stadt von einem Hügel im Süden aus betrachtet anders aussieht als von einem Hügel im Norden. Von beiden Standorten aus sieht man einen völlig unterschiedlichen Teil der *einen* Stadt.

Nichts sieht für die Betrachter gleich aus und die Beschreibungen der Stadt gehen völlig auseinander - obwohl es doch die gleiche Stadt ist. Sie könnten sich endlos streiten, „wer Recht hat", wessen Meinung „objektiver" ist, oder wer „keine Ahnung" hat – obwohl doch jeder Recht hat. Je komplexer und unübersichtlicher „das Betrachtete", desto schwieriger wird es von einem einzelnen Standort aus, das **Wesentliche** zu erkennen.

Man kann nicht nur das Wesen jeden Dinges objektiver erfassen, sondern auch Konflikte leichter lösen, wenn man sich die Fähigkeit aneignet, einen anderen Standort zu betreten. Dies spiegelt sich im Volksmund in den Redewendungen „von meinem Standpunkt aus betrachtet" oder „Wie hättest Du an meiner Stelle reagiert?" wider.

Dies sind oft gebrauchte Äußerungen, die auf einen Mangel an der Fähigkeit, von einem fremden Standort aus zu betrachten, hinweisen. Den Leser, für den bis hierher die Herleitung schlüssig war, könnte an dieser Stelle eine verblüffende Erkenntnis treffen:

Es gibt keine „falschen" Standpunkte oder Meinungen, nur andere.

Die Sichtweise

Die Sichtweise beeinflusst die Wahrnehmung.
Nicht jeder sieht vom gleichen Standort aus auch das gleiche Geschehen. Hält man sich zum Beispiel die Hände links und rechts neben sein Gesicht, ist das Blickfeld eingeengt und man sieht nicht das Gleiche, obwohl man auf dem gleichen Standpunkt steht.
Man könnte auch eine „rosa Brille" aufsetzen, eine Lupe oder ein Fernglas benutzen und die Wahrnehmung ändert sich sofort, obwohl der Standpunkt der gleiche bleibt. Es gibt Tausende Möglichkeiten, seine Sichtweise zu manipulieren bzw. sie zu verändern. Emotionale Stimmungsschwankungen verfärben die Sichtweise, Rausch vernebelt die Sinne usw.

Aus dieser Erkenntnis, dass Stimmungen die eigene Sichtweise verfälschen, könnte man z. B. im Alltag zu einem neuen Ansatz für die Bewertung emotional geführter Konflikte kommen. Ein solcher Ansatz könnte lauten:

Es existiert immer nur eine verfälschte Wahrnehmung in emotional geladenen Situationen - und diese ist somit für jede sachliche Bewertung unbrauchbar.

Die Haltung

Die Haltung beeinflusst die Wahrnehmung.
Unsere Einstellung und Geisteshaltung ergibt sich durch die Wahrnehmung und Bewertung verschiedenster Eindrücke, die durch unsere Sichtweise und unseren Standpunkt beeinflusst werden.
Wie entsteht nun solch einen Meinung oder Haltung? Da das menschliche Unterbewusstsein wahrgenommene Eindrücke automatisch bewertet, entsteht so zuerst einmal ein Voraburteil, das bei unreflektierter Würdigung zum Vorurteil oder aber durch besinnliche Reflexion zu einem objektiveren Urteil wird. Bevor der Mensch fähig ist, seine Eindrücke bewusst zu bewerten, konstruiert vorab unser Unbewusstes diese *Erwartungshaltung* als Grundlage für unsere Beurteilung. Dieses „unwillkürliche Voraburteil" ist also eine nicht steuerbare, mentale Reaktion - oder anders gesagt, ein unbewusster geistiger Reflex auf das Wahrgenommene. Dieses Voraburteil entsteht bei jeder Wahrnehmung <u>aufs Neue</u>.
Das automatische Bilden einer *Vorabhaltung* ist also ganz natürlich und nicht bewusst zu beeinflussen, wohingegen das willkürliche *Vorurteil* erst durch das „Bewusstwerden" und das „Festhalten" an eben dieser Vorabhaltung, entsteht. Egal, ob diese Eindrücke unbewusst oder bewusst bewertet werden, sie führen immer zu einer persönlichen <u>Haltung</u>. Ganz im Gegensatz zu dem sich stets erneuernden Voraburteil ist das Vorurteil <u>sehr beständig</u>. Das persönliche, geistige Muster, an Voraburteilen fest zu halten, macht erst das *unwillkürliche Voraburteil* zum *willkürlichen Vorurteil* und verfälscht somit nachhaltig zukünftige Betrachtungen. Also kann das Loslassen eines bewusst gewordenen *Voraburteils* die Bildung eines *Vorurteils* verhindern.

Es ist wichtig, Voraburteil und Vorurteil genau zu trennen, da nur von dem Vorurteil eine „verhinderbare" Wirkung auf unsere Wahrnehmung aus geht. Leider wird die Unterscheidung von Voraburteil und Vorurteil im alltäglichen Umgang selten getroffen. Für beide Vorgänge wird meist einfach das Wort „Vorurteil" benutzt.

So kommt es auch, dass dieses *Vorurteil* eine sehr negative Behaftung hat. Deshalb neigen wir gerne dazu, unsere Vorurteile zu verdrängen oder sie gar zu verleugnen. So hört man heutzutage oft den Satz: „Man soll keine Vorurteile haben“, was jedoch nur zum Teil der willentlichen Kontrolle unterliegt.
Man kann sich also gegen das Entstehen von Voraburteilen nicht wehren, aber man kann durch die Fähigkeit „des Loslassens“ verhindern, dass diese sich zu Vorurteilen verfestigen.
Also, jede Vorabhaltung muss als verfälschende Wirkung in die willentliche Bewertung der Eindrücke immer mit einbezogen werden. Wünscht man sich nun ein Vorurteil weg bzw. verdrängt es, dann bleibt die Wirkung dieses Vorurteils trotzdem bestehen und verhindert fortan unbemerkt die Objektivität in der eigenen Beurteilung.

So auch der Übende:
Er übt also, diese „Voreingenommenheit“, die als eigene Haltung bzw. Erwartungshaltung wirkt, sich erst einmal durch sensible Selbstwahrnehmung bewusst zu machen. Danach kann er diese als „Störfaktor“ in die eigenen Bewertungen mit einzubeziehen, um ständig in seinen meditativen Bewegungen die eigene Körperhaltung objektiver beurteilen zu können. Er erschafft sich damit langsam eine neu entwickelte Urteilsfähigkeit, die dann als seltsame „Treffsicherheit“ nach außen hin zu wirken beginnt.

Will man einen bildhaften Vergleich anführen, dann könnte man sagen, dass man das Vorurteil dem Wind beim Bogenschießen gleichgesetzt. Der Wind beim Bogenschießen wird - genau wie das Vorurteil - als hinderlich empfunden, **das Ziel zu treffen** und wird somit als „negativ“ bewertet. Deshalb sind die Verleugnung und die Verdrängung dieses Reflexes leicht und sehr beliebt.

Doch dies ändert natürlich nichts an der störenden Wirkung auf die eigene Treffsicherheit. Und so kann es nicht verwundern, dass das angestrebte Ziel nicht erreicht bzw. verfehlt wird. Genau wie der Wind beim Bogenschießen als „Störfaktor“ ablenkend wirkt, ob man ihn berücksichtigt, wahrhaben will, wahrnehmen kann oder nicht.

In der heutigen Moralvorstellung sind Vorurteile als „schlecht“ bewertet und deshalb „will“ man erst gar keine Vorurteile haben. So sagt man heute gerne „ich habe keine Vorurteile“, was einer Verleugnung des Windes in unserem Bildnis gleich kommt und auch wiederum nur zur Folge hätte, das Ziel nicht zu treffen.

Wind und Vorurteil in seine Betrachtungen mit einzubeziehen, führt also zur Steigerung der eigenen Treffsicherheit. Man kann die Entstehung und die Wirkung des Windes genauso wenig beeinflussen wie ein Voraburteil. Nur der persönliche Umgang obliegt unseren eigenen Fähigkeiten und führt zum objektiven Urteil oder zum leichtfertigen Vorurteil. So wird durch diese <u>Klärung</u> die eigene *Urteilsfähigkeit* in den meditativen Künsten zur höheren „Ermessenskraft“ entwickelt.

So auch der Übende:
Er benutzt die Erkenntnis, dass es keine falschen Meinungen gibt, im Alltag insofern, dass er andere konträre Meinungen und Sichtweisen, nicht als **Angriff,** sondern als **Bereicherung** seiner eigenen Meinung empfindet. Oder, falls er selbst schon von diesem Standpunkt aus Betrachtungen angestellt hat, begegnet er jetzt der anderen Meinung mit aufgeschlossenem Verständnis.

Dies zeigt sich nach außen hin als eine ungewöhnlich „aufgeschlossene Haltung“, denn obwohl der Gegenüber eine andere Meinung hat, fühlt er sich trotzdem „richtig“ verstanden.

„Ich bin nicht Ihrer Meinung, aber würde dafür sterben, dass Sie sie äußern dürfen.“,

heißt der berühmte Satz von Voltaire, der eine Grundlage jedes demokratischen Verständnisses beschreibt

<u>die Meinungsfreiheit.</u>

Bekannte Informationen

In China wurde durch empirische Studien nachgewiesen, dass durch das Üben von „Chi Kung“ die „Abwehrkräfte“ des menschlichen Körpers auf unerklärliche Weise zunehmen. Darüber hinaus kann man aber auch selbst beobachten, dass man sich nach geduldigem Üben z.B. „nervlich gestärkt“ fühlt. Durch das Atem- und Entspannungstraining dieser meditativen Übungen werden die Nerven- und Abwehrkräfte deutlich zunehmen. Genau wie Nerven, Abwehr- und Sexualkraft, können durch geduldiges Training auch andere sehr komplexe Körpersysteme, wie beispielsweise das vegetative Nervensystem, beeinflusst werden.
Oft hört man von Menschen, die weit fortgeschritten sind und in unglaublicher Weise durch den Geist ihren Körper beherrschen. So gibt es z. B. Yogis, die monatelang fasten, tagelang dürstend, auf einem Bein stehen können. Andere durchbohren sich mit Schwertern (Mirin Dajo) oder schneiden sich ins eigene Fleisch, ohne auch nur einen Tropfen Blut zu verlieren.

An einer deutschen Universität wurde ein indischer Yogi mittels EEG überwacht, während er sich beliebig ins Koma versetzen und sich auch wieder zurück bringen konnte.
Einem Schamanen wurde in den USA versehentlich die 50-fache Dosis einer bewusstseinserweiternden Droge (LSD), ausreichend, einen Bullen zu berauschen, verabreicht, ohne dass dessen Motorik und Geisteshaltung in irgendeiner Weise tangiert wurden.

Für alle diese Phänomene gibt es ein und dieselbe Erklärung:

Geist herrscht über Materie

Magische Kräfte

Zu den wohl bekanntesten Mysterien der fernöstlichen Bewegungskünste gehört der „wundersame Zuwachs" von Körperkräften, der dem Übenden zu teil werden soll. Man erzählt sich unglaubliche Geschichten und sieht im Internet scheinbar gefälschte Video-Clips, in denen magische Körperkräfte vorgeführt werden. - Ist das alles ein Trick, ein „Fake"?

An dieser Stelle möchte der Autor eine wissenschaftliche Studie erwähnen, die für denjenigen, der fähig ist, Analogien zu vertrauen, eine Möglichkeit bietet, doch ernsthafter und vorurteilsfreier über dieses Thema nachzudenken.
In dieser Studie wird bei der Entwicklung der sogenannten medizinischen Beißschiene, die beim nächtlichen Zähneknirschen eingesetzt werden soll, ein **seltsames Phänomen** beschrieben. Man ermittelte die maximale Beißkraft bei den Probanten dadurch, dass man sie so fest sie konnten, auf eine Mess-Schiene beißen ließ. Die gemessene Kraft betrug im Mittel 0,4 kg pro Zoll. Die Beiß-Schiene wurde dann sicherheitshalber für die doppelte Beiß-Kraft konstruiert. Es wurden Prototypen hergestellt, die dann den Probanten zum Test mit nach Hause gegeben wurden. Am nächsten Tag kamen mehrere Probanten mit durchbissenen Beiß-Schienen zurück. Dies veranlasste die Konstrukteure, den Beißkrafttest noch einmal durchzuführen, diesmal allerdings im Schlaflabor.

Das Ergebnis war verblüffend. Die Kraft, mit der die Probanten nachts zubissen, war bis zu zehnmal höher als beim bewussten Beißen im ersten Test. Wo nun kommt dieser unheimliche Kraftzuwachs her? Wie kann so etwas sein?

Wo dieser seltsame Kraftzuwachs herkommt, vermag die Studie zwar nicht zu beantworten, aber wenn man anführt, in welchem körperlichen Zustand dieser Kraftzuwachs gemessen wurde, dann könnte man diese Studie dennoch als klärend bezeichnen.

Und zwar deshalb, weil im körperlichen Zustand der maximalen Entspannung, also im Schlaf, diese seltsam verstärkten Kräfte erst wirksam wurden. Wenn man also anführt, dass der menschliche Körper nie entspannter und der Atem nie ruhiger und gleichmäßiger ist als eben im Schlaf - abgesehen von bewusstlosen und komatösen Zuständen -, hätte man einen wissenschaftlich unterlegten Hinweis gefunden, warum diese unglaublichen körperlichen Kraftsteigerungen gerade in den fernöstlichen Bewegungskünsten verstärkt auftreten könnten.
Also, diese Studie beweist, dass körperliche Kräfte sich in tiefer Entspannung vervielfachen können. So erklärt sich dann auch, weshalb das Üben im Zustand körperlicher und geistiger Entspannung als ein Fundament meditativer Bewegungskünste angesehen wird.

Die Wahrnehmung von Grenzen

Krankheit und Schmerz entstehen durch ein Missverhältnis von Belastung und Belastbarkeit.

Dies ist in der östlichen Medizin eine weitere fundamentale Erkenntnis. Jeder Mensch hat individuelle, unwillkürliche Belastungsgrenzen in Bezug auf Stress, Atmung, Dehnung, körperliche Anstrengung, Aufmerksamkeit usw. Dem menschlichen Selbsterhaltungstrieb ist es wohl zu verdanken, dass bei jeder Überschreitung dieser Grenzen der Körper unwillkürlich ein Signal ins Bewusstsein sendet. Doch nicht jedes Signal drängt sich so unbarmherzig auf wie der Schmerz. Es gilt aber, den Schmerz im Training zu vermeiden. Deshalb muss der Übende lernen, auf die anderen Signale, die der Körper lange vorher sendet, zu reagieren.
Auf diese Signale seinen Fokus zu richten, bildet die Fähigkeit der Selbstwahrnehmung zur eigenen „mystischen Wahrnehmungskraft“ aus.

Sich die Freiheit zu nehmen, auf das Überschreiten der eigenen Belastungsgrenzen zu reagieren, obwohl der Wille zum Gegenteil drängt, ist das erste Gefühl „neuer Freiheit", das dem Übenden zu Teil wird.

Und letztlich ist auch die Entwicklung genau dieser Fähigkeit, der Garant für die Ungefährlichkeit eigenständigen Übens.

Denn viele Menschen haben Angst, beim eigenständigen Üben die Bewegungen „falsch" oder zumindest nicht richtig zu machen. Die Angst ist der größte Feind des Menschen und auch der jedes Anfängers, der beginnt, eigenständig Yoga zu üben. Nur die Fähigkeiten, auf seine Grenzen reagieren zu können, gibt dem Schüler die Gewissheit, den eigenen Gesundheitszustand nicht zu verschlechtern. Deshalb wird speziell beim Üben mit den 6 Tibetern die Entwicklung dieser Fähigkeit, seine Belastungsgrenzen wahrzunehmen und darauf hin regulierend tätig zu werden, geschult.

Also ist diese „Sensibilisierung" unumgänglich für jeden Übenden, der meditative Bewegungen nutzen möchte, um gesünder zu werden. Und auch hier hilft das Gerüst „Wahrnehmung/Kontrolle/Haltung", die Entwicklung dieser Fähigkeit anschaulicher zu machen.

Als erstes müssen demnach diese Belastungsgrenzen dadurch wahrgenommen werden, dass man genau beobachtet, wann z. B. eine Übung körperlich anstrengend wird. Dann muss Kontrolle ausgeübt werden, in dem Sinn, dass die Übung beim Überschreiten dieser Grenze beendet wird, auch wenn man weniger Wiederholungen als am Vortag geschafft hat. Oder, falls man in einer Gruppe trainiert, muss man lernen, sich die Freiheit zu nehmen, unabhängig von den Anderen seine Übungen auszuführen - also ohne den üblichen Ehrgeiz, immer mehr zu wollen, oder den Drang, sich an Anderen zu messen. Anschließend versucht man dann, diese geistige Kontrolle zur eigenen Haltung zu manifestieren, um in jeder Situation automatisch das rechte Verhältnis von Belastung und Belastbarkeit aufrecht halten zu können.

Also heißen die Faktoren, die beim Üben unbedingt zu vermeiden sind, „Ehrgeiz", „Fremdorientierung" und „Gruppenzwang".

Übt man so z. B., seinen *Körper ins Gleichgewicht* zu bringen, dann tritt als erster unerwarteter Effekt eine gleichzeitige Beruhigung bzw. eine *Zentrierung des Geistes* auf. Es verwundert, dass dieses Üben den Geist in gleicher Weise ausgleichend beeinflussen kann, obwohl man ja „nur" versucht, seinen Körper in einem optimalen Gleichgewicht zu halten. Und daraus erklärt sich auch die neu erworbene geistige Fähigkeit, sich nicht mehr so leicht ablenken zu lassen, oder aber nicht mehr so leicht „aus der Mitte" bzw. „aus der Ruhe" zu geraten. Denn solches „Zentrieren" hat man ja ständig körperlich im Yogatraining geübt.
Durch das ständige Arbeiten mit den eigenen „unwillentlichen" körperlichen Belastungsgrenzen entsteht parallel automatisch die Entwicklung der gleichen Fähigkeit in Bezug auf geistige Belastungen. Und so gelangt man dann erfolgreich zu seinem Ziel:

Dem immer maßvolleren Umgang mit jeglicher Art körperlicher und geistiger Belastung.

So auch der Übende:
Er lernt wahrzunehmen, wann sich sein Atem beschleunigt oder wann er „hinter den Atem" kommt. Er übt diese Belastungsgrenze, die nicht dem eigenen Willen unterliegt, angemessen wahrzunehmen und „willentlich" darauf zu reagieren. Auf die Einschätzung und vor allem auf die Kontrolle der eigenen Belastungsgrenze begründet sich diese neue Fertigkeit, die ihn zukünftig vor Schmerz und Krankheit schützt. Er übt mit den 6 Tibetern, die eigenen Belastungszustände z. B. anhand der Atemgeschwindigkeit besser und früher zu erkennen, und er lernt dann, auf diese Grenze angemessen zu reagieren, ohne sich von eigenen oder äußeren Vorgaben als Erwartungshaltung „abhängig" zu machen.

So sieht man auch niemals einen Yogi oder Kung Fu Meister, der außer Atem ist. Es gibt beispielweise auch kein einziges Filmdokument von Bruce Lees Vorführungen, in dem man beobachten kann, dass er außer Atem ist.

Vom Atem

Über „das rechte Atmen“ ist schon viel berichtet worden. Und auch bei den 6 Tibetern wurden verschiedene Methoden der richtigen Atmung beschrieben. Jede hat ihre Vor- und Nachteile. Der Autor benutzt die anschließend beschriebene Methode erfolgreich für sich selbst und seine Lehrtätigkeit.

Das „Prinzip“ lautet hier: Der Atem führt die Bewegung. Das heißt, der Atem gibt den Takt für die Bewegung an. Man bewegt sich im Takt der Atmung und nicht wie üblich umgekehrt. Der Atem bzw. der „freigelassene Atem“ gibt den Rhythmus bzw. die Geschwindigkeit vor, in der die Übungen ausgeführt werden sollen.

Um zu verstehen, was „freigelassener Atem“ wirklich bedeutet, soll uns ein kleiner Exkurs in die menschliche Physiologie helfen:

Die Steuerung des menschlichen Atems unterliegt dem vegetativen Nervensystem, mit Sitz im Stammhirn. Allerdings ist das vegetative Nervensystem, im Gegensatz zu unserem willkürlichen System, nicht von bewusster Steuerung abhängig. Dieses Nervensystem, auch Vegetativum genannt, steuert über eigene Nervenbahnen (sympathische und parasympathische) nicht nur den Atem, sondern auch Herzschlag, Peristaltik und viele andere unwillkürliche Körperfunktionen. Doch das Besondere ist, dass der Atem, im Gegensatz zu den meisten anderen vegetativen Funktionen, auch bewusst, d. h. vom Willen gesteuert werden kann.

Jeder kann langsam atmen oder schnell, tief oder flach, den Atem anhalten oder nicht. Folglich atmet man automatisch - oder eben nicht. Freigelassenes Atmen bedeutet, automatisch zu atmen, das Vegetativum zu benutzen, ohne Steuerung durch das Bewusstsein, genau wie im Schlaf. Dort fließt der Atem ganz frei - auch ohne die Steuerung des Willens.

Das Problem dabei ist, dass beim praktischen Üben die Aufmerksamkeit auf die Atemgeschwindigkeit gerichtet werden muss. Aber dabei tritt der Atem so stark ins Bewusstsein, dass man dazu genötigt wird, den Atemrhythmus willkürlich zu beeinflussen. Beim meditativen Üben geht es nun darum, sich den Atem ins Bewusstsein zu rufen und davon zu lassen, ihn zu beeinflussen.
Also liegt die Hauptschwierigkeit darin, trotz genauer Beobachtung den Atem nicht aktiv zu steuern. Dies ist viel schwieriger, als es sich anhört. Etwas wahrzunehmen und davon zu lassen, es zu beeinflussen, ist eine zentrale Fähigkeit, die man sich aneignen muss, will man irgendeine meditative Übung zur Vollendung bringen.

Wie übt man nun diese „Lassen".
Man beginnt, die Atemfrequenz bzw. die Geschwindigkeit eines Atemrhythmus' zu beobachten und zu ermessen. Dazu ist es extrem hilfreich, wenn man sich angewöhnt, durch die Nase ein und durch den Mund auszuatmen. Der Kiefer soll so entspannt sein, dass sich der Mund leicht öffnet und der Atem wie von selbst ausströmt.
Braucht man z. B. 4 Sekunden für *eine* Ein- und Ausatmung, so muss auch eine einzelne Wiederholung genau so lange dauern. Wiederholt man beispielsweise den 2. Tibeter 15-mal, dann ergibt sich eine Dauer von 1 Minute für die komplette Übung. Durch dieses ständige Folgen des Atems in der Bewegung lernt man, nicht mehr „hinter den Atem" zu kommen.
Erfolg hat man, wenn sich der Atem immer ruhiger und gelassener anfühlt und der Übergang zwischen Ein- und Ausatmung wie von alleine – also fließend – geschieht. Denn durch das ständige Anpassen der Bewegung an den Atem wird das Atemzentrum im Stammhirn so zu sagen „eingelullt", so dass die Atmung automatisch langsamer geschieht. Dieses Beruhigen des Atemzentrums im Stammhirn soll dem Schüler Ziel jeder meditativen Übung sein.
Wird dies erfolgreich praktiziert, so kann man im fortgeschrittenen Stadium beobachten, dass am Anfang der Atem etwas schneller fließt als am Schluss der Übung. Also, man folgt dem Atem so lange, bis er sich automatisch beruhigt.

Dies gelingt zu Beginn selten und der Übende ist geneigt, seine Grenzen zu überschreiten, um dieses Ziel zu erreichen. Man darf auf keinen Fall versuchen, willentlich langsamer zu atmen, sondern man soll sich nur auf das Loslösen der Muskulatur konzentrieren und der Atem strömt wie von *selbst.*

Fazit:
Es geht darum, die Atmung von willentlicher Steuerung entkoppeln zu können, so dass später auch bei geistiger Anstrengung der Atem nicht automatisch flach und kurz wird.

Die Bauchatmung

Bei der Bauchatmung wird die tiefe Atemhilfsmuskulatur im Beckenbereich mitbenutzt, um das Zwerchfell so zu bewegen, dass ein deutlich größeres Atemvolumen erreicht werden kann.
Gelangt der Mensch in große körperliche Anstrengung, so wird er von seinem Körper dazu genötigt, tiefer zu atmen. Dieser unbewusste Zwang zur tieferen Atmung existiert bei körperlicher Anstrengung als Reflex, d. h. man atmet automatisch tiefer, weil die Muskeln nach Sauerstoff verlangen, ohne dass der Wille dies veranlassen muss. Bei geistiger Anstrengung allerdings, die z. B. durch Stress verursacht ist, existiert dieser Reflex nicht, weil dabei eher ein Mangel an Zucker und Mineralstoffen als an Sauerstoff entsteht. Man kann beobachten, dass in „stressigen“ Situationen die meisten Menschen dazu neigen, kurz und flach zu atmen. Damit wird ihre geistige Anspannung aber nur noch verstärkt.

Da die Bauchatmung bei jeder Art von Anstrengung, egal ob körperlich oder geistig, regulierend wirkt, übt man im Yoga willentlich, den Körper so zu entspannen, dass auch die untere Atemhilfsmuskulatur im Bauchraum dem Zwerchfell zur tiefen Atmung dienen kann.

Das heißt, es geht nicht darum, den Atem in den Bauch zu „ziehen", sondern ihn durch Entspannung dorthin zu „lassen".

**Man gelangt zum Ziel nicht durch „Machen",
sondern durch „Lassen".**

Dies soll dem Schüler zu einer bereichernden Erkenntnis werden und auch ein wesentlicher Aspekt in den meditativen Übungen sein. Diese neu erworbene Fähigkeit des „Lassens" dient dann dem Übenden zukünftig auch im Alltag als Werkzeug, seine Ziele besser zu erreichen.

So auch der Übende:
Durch das ständige Wiederholen der passiven Bauchatmung wird diese automatisiert und verinnerlicht und dadurch dem Übenden zur Haltung. Diese vergeistigt sich im Alltag dadurch, dass der Schüler unbewusst zu anderen Lösungsmustern gedrängt wird, wenn ihm der Satz aus der Meditation einfällt:

**Wenn ich schon nichts <u>machen</u> kann,
vielleicht kann ich dann etwas <u>lassen</u>?**

Ist diese Haltung erst einmal entwickelt, merkt man, dass man geistige Anstrengung genauso „abatmen" kann wie körperliche Anstrengung. Man lernt, sich „runterzuatmen", um so den Geist, z. B. in stressigen Situationen, zur Entspannung zu motivieren.

Voraussetzungen

In vielen alten taoistischen Texten soll man immer wieder drei Voraussetzungen finden, die zum Erlernen einer Bewegungs- bzw. Kampfkunst als Bedingung gestellt sind.

1. die Überzeugung in die Wirksamkeit der Übungen.
2. das respektvolle Vertrauen in die Kompetenz des Lehrers.
3. tägliches Üben.

Die ersten beiden Voraussetzungen, das Vertrauen und die Überzeugung, sind meist schon vorab durch Informationen von Bekannten oder aus dem Internet vorhanden. Man muss natürlich im ausreichenden Maße überzeugt sein, um überhaupt die Motivation zu bekommen, sich für einen Stil und einen Lehrer zu entscheiden und zu beginnen.
Doch bei der dritten und wichtigsten Voraussetzung ist dies anders. Um die Bedeutsamkeit des „täglichen Übens" zu veranschaulichen, soll hier eine moderne Metapher angeführt sein:
„Mit dem Üben verhält es sich genau wie mit einem Flugzeugflug." Das Flugzeug kann nur einen Tag in der Luft bleiben, dann muss es in der Luft aufgetankt werden oder wieder landen. Landet es, so verbraucht es beim Start erneut den größten Teil seiner Energie, um die Flughöhe des Vortages zu erreichen.

Übt man jeden Tag und tankt somit täglich, „ohne zu landen", verhindert man einen überflüssigen *Energieverlust*. So ist das tägliche Üben quasi Bedingung für raschen Fortschritt. Der Autor empfiehlt deshalb, dieses tägliche Üben als eine Art <u>Gesundheitsritual</u> in den eigenen Alltag fest einzuplanen.
Genau wie das tägliche Zähneputzen einen <u>festen Platz</u> im Alltag des modernen Menschen hat, so sollten auch meditative Körperübungen den gleichen Status erhalten. Ebenso, wie man jeden Tag brav seine Medizin nimmt, sollen auch meditative Übungen <u>täglich</u> ausgeführt werden, um höchste Wirksamkeit zu gewährleisten.

Körperliche Wirkungen

Ein häufiger Grund, warum die meisten Menschen mit Yoga beginnen, ist die Hoffnung, ihr körperliches Leid (z. B. Rückenschmerzen) zu verringern. Die speziellen körperlichen Wirkungen der einzelnen Übungen sind im Praxisteil dieses Buches genauer beschrieben. Schmerzlinderung, Beweglichkeit und Funktionalität des Bewegungsapparates, sind die ersten offensichtlichen Fortschritte, die dem Schüler bewusst werden. Diese Wirkungen sind leicht zu erklären und werden auch erwartet. Sie sollen deshalb hier nicht weiter ausgeführt werden. Vielmehr werden hier die unerwarteten und „unglaublichen" Wirkungen im Yoga genauer beschrieben und ein Erklärungsmodell für deren Ursachen angeboten.

Die ersten unerwarteten Wirkungen sind erst nach einiger Zeit festzustellen und betreffen ganze „generalisierte" Körpersysteme. Als erstes wundert man sich darüber, dass das sogenannte unspezifische **Abwehrsystem**, das, vereinfacht gesagt, dem Immunsystem vorgelagert ist, so stark wird, dass pathogene Faktoren, wie z. B. Kälte, nicht mehr zu einer Erkrankung führen, sondern schon im Vorfeld abgewehrt werden. Dies kann man dadurch erklären, dass z. B. die Bakterien und Keime bei einer Erkältung durch die von Yoga stimulierten körpereigenen Abwehrzellen vernichtet werden, ohne dass Stauungen, Entzündungszeichen oder Fieber auftreten.

Die intensive **Atmung** im Yoga verbessert den Stoffwechsel in der Lunge. Durch das starke Abatmen von Kohlendioxid verliert der Körper immer mehr (Kohlen-)Säure und beginnt einen biochemischen Ausleitungsprozess. Die meisten Hauterkrankungen, auch die allergischen, sind mit solcher Übersäuerung assoziiert. Ergänzt man seine zehnminütigen Yoga- bzw. Atemübungen mit dem Verzehr von täglich zwei bis drei Liter gutem Wasser ohne (Kohlen-)Säure, dann verbessert sich der Zustand der Haut in wenigen Monaten merklich. Bei hartnäckigeren Hauterkrankungen kommt meist noch eine starke Belastung mit Schlacken und Giften dazu.

Vor allem der eigene Schweiß wird dann zur allergischen Noxe. Stellt man aber zusätzlich seinen Fettkonsum auf gute Fette um und ergänzt seine Mineralstoffdefizite (Nr. 4, 8, 9 und 10, je 15 Stück), kann man beobachten, wie sich das lästige Schwitzverhalten positiv verändert. (Starke Geruchsbildung ist bei einer Ausleitung immer willkommen, sollte aber, je nach Belastungsgrad, nicht länger als drei bis zehn Tage andauern).

Auch kann man schon nach wenigen Wochen eine stetige Stärkung des **Nervensystems** beobachten, was sich vor allem in einer Verbesserung der Konzentrationsfähigkeit, der Nervenbelastbarkeit und des Schlafverhaltens zeigt. Diese Wirkungen können durch die entstehende Beruhigung und Entspannung erklärt werden und auch durch die Reizarmut während des Trainings. Man fühlt sich anschließend nicht mehr so aufgekratzt, ist gleichmütiger und nervlich auf seltsame Art „stabiler".
Der Puls wird ruhiger, aber auch Hör-, Seh-, Gleichgewichts- und Empfindungsstörungen können sich merklich verbessern. Bei schwerer nervlicher Anspannung empfiehlt sich eine Medikation aus Mineralstoffen (Nr. 5, 7, 9 und 11, je 15 Stück), Kräutern (Baldrian und Hopfen) oder homöophatischen Komplexmitteln zur Beruhigung.

Nach ca. einem Jahr zeigten sich bei unserem Autor die ersten Verbesserungen in seinem **Hormonsystem**. Jede der hier beschriebenen 6 Yogaübungen stärkt ja die dazu gehörigen „feinstofflichen" Chakren. Da jedes dieser Chakren mit einem „stofflichen" Pendant, einer Körperdrüse, in Verbindung steht, erklärt sich die Verbesserung und Harmonisierung des Hormonsystems.

Die Epiphysen- und Hypophysen-Stimulation wird anfangs nicht ganz so stark wahrgenommen wie die der Schilddrüse, die sich durch einen starken Vitalitätszuwachs bemerkbar macht. Eine aktivierte Thymusdrüse wirkt sich besonders bei Kindern stärkend auf das Immunsystem aus und die Stimulierung der Nieren reguliert sehr positiv den Blutdruck und den Wasserhaushalt des Körpers.

Die Harmonisierung der Geschlechts- und Bauchorgane, die vor allem durch die Bauchatmung motiviert wird, kann zu einer deutlichen Verbesserung aller Funktionen im Unterleib führen. Dies sind nur einige der körperlichen Wirkungen, die der Übende zu erwarten hat. Denn ein ganzheitliches System wie Yoga bietet im Prinzip die Möglichkeit, alle Beschwerden zu verbessern.

Schmerzen und Üben

Während des Übens sollten die Schmerzen nicht zunehmen. Nimmt man dies dennoch wahr, beendet man die Übung, um die nächste zu versuchen. Bei der folgenden Übung geht man dann analog vor. Man übt bis an den Schmerz, aber bewegt sich nicht in ihn hinein. Solange eine lockere Atmung möglich ist und die Muskulatur entspannt bleibt, scheint man die Schmerzgrenze nicht zu überschreiten. Kann man eine der sechs Übungen nicht schmerzfrei ausführen, dann lässt man sie einfach weg und versucht es am nächsten Tag wieder. Dadurch macht man sich sehr sensibel für seine individuelle Schmerzgrenze. Genau wie das Einhalten der Belastungsgrenze der Atmung schützt uns das Wahrnehmen der Schmerzbelastungsgrenze vor weiteren Schmerzen und Blockaden. Übt man aber zum Zwecke der Rehabilitation trotz Schmerzen, so sollte nach dem Üben kein deutlicher Schmerzzuwachs zu spüren sein. In der tibetischen Medizin gibt es ein Sprichwort:

Heilung erfährt man dann, wenn man gesund ist und nicht krank.

Das heißt, man hilft erst dem Patienten, die Krankheit zu durchleben bzw. anzunehmen, um dann in der Phase der Genesung durch tägliches körperliches Üben zukünftig Krankheit zu vermeiden.

Ist der Übende schmerzmedikamentiert, muss er bedenken, dass seine Schmerzbelastungsgrenze nach oben hin verschwimmt und er sich deshalb für weniger Wiederholungen entscheiden sollte.

Kontraindikationen und Noxe

Um die Trainingswirkungen nicht zu schmälern, ist darauf zu achten, dass die Umgebung, in der geübt wird, entsprechend gestaltet ist. Also, alles was die Aufmerksamkeit ablenken könnte, wird gemieden. Z. B. auffällige und unpassende Kleidung, Spiegel, laute Musik und Unordnung im Trainingsraum. Leise Musik im Hintergrund ist willkommen, solange sie keine Aufmerksamkeit an sich bindet.

Es gibt aber auch mentale Faktoren, beispielsweise die momentane Einstellung und Verfassung des Übenden, die das Training stören können. Jeglicher Zwang, dem sich der Schüler unterworfen fühlt, ist kontraproduktiv. Profilierung, Redebedürfnis oder Lobhudelei sollten abgelegt werden. Vor allem emotional geladene Stimmungen sollten vor dem Training beseitigt werden.

Aber auch ein nicht abgeschlossenes Problem oder ein nicht gefasster Tagesplan nötigen die Gedanken, sich mit diesen Dingen zu befassen, anstatt im rechten Sinne zu üben.

Abschließend kann man bemerken, dass eine weitestgehende Klärung der Gedanken und Emotionen vor dem Training sehr zu dessen Erfolg beiträgt. Andernfalls verschenkt man wertvolle Übungszeit, bevor mit dem rechten Üben endlich begonnen werden kann.

Dies bedeutet nicht, dass man in solchen Situationen nicht üben sollte, es dauert dann eben nur länger, bis eine meditative innere Versenkung erreicht wird.

Minimalprogramm

Für Personen, die jede Minute sparen wollen, kränklich oder unmotiviert sind und trotzdem beweglich und vital sein möchten, reicht zur Not die Ausführung des 2., 3., 4. und 5. Tibeters ohne die dazugehörenden Entspannungsübungen. (Sollten allerdings Seh-, Hör- oder Gleichgewichtsprobleme bestehen, kann auf den 1. Tibeter und bei Unterleibsproblemen auf den 6. Tibeter, nicht verzichtet werden). Die Trainingsdauer reduziert sich dann auf ca. vier Minuten.

Egal, wie wenig Zeit man hat und wie schlecht man sich fühlt, sollte dieses Minimalprogramm, so weit wie möglich, ausgeführt werden.

Das Üben mit Form und Prinzipien

Will man eine östliche Bewegungskunst erlernen, dann richtet man in den Übungen seine Bewegungen nicht nur nach den bereits besprochenen, allgemein gültigen Prinzipien (Yin/Yang, ganzheitliches Prinzip etc.), sondern auch an einem streng festgelegten Bewegungsablauf, „der Form" und den „speziellen Prinzipien" des jeweiligen Stils aus. Die sogenannte *Form* schreibt, genau wie eine Choreographie, Bewegungen und Ablauf fest, während *die Prinzipien* festlegen, *wie* „im Prinzip" geübt werden soll.

In den östlichen Künsten sind solche Prinzipien sehr allgemein gefasst, oft mehrdeutig formuliert und somit auch oft wenig verständlich. Das meditative Bemühen, die Form und die Prinzipien zu Idealen zu erheben und sie auch wirklich zu begreifen, ist ein erster fundamentaler Schritt und fällt gerade dem Westler anfangs ungeahnt schwer.

Deshalb soll hier eine anschauliche und begriffliche Differenzierung helfen, diese beiden neuen Ideale (Form und Prinzipien) als Fundament seiner Übungen zu begreifen. Man könnte also sagen: „Der *konkreten* Form in seinen Übungen verbindlich zu folgen, ist der Weg, und die *abstrakten* Prinzipien zu verinnerlichen, ist das Ziel.“

Oder, mystisch ausgedrückt:
„Die Verinnerlichung der *Prinzipien* ist das Werk, das zu verrichten ist, und die *Form* ist das passende Werkzeug dazu.“ Nach dieser Betrachtung ist also die Form gleichbedeutend mit dem Weg bzw. dem Werkzeug, und die Prinzipien sind gleichbedeutend mit dem Ziel bzw. dem Werk.

Die „Form“ formt dem Schüler eine Haltung zum „Prinzip“.

So ist z. B. beim Üben mit den 6 Tibetern der festgelegte Bewegungsablauf des 2. Tibeters „die Form“ und „das Bewegen im Rhythmus des freien Atems“ ein „spezielles Prinzip“, dem es zu folgen gilt.

Der Ablauf bzw. die Form bietet dem Schüler eine Struktur und einen oft begangenen Weg, um die geforderten Prinzipien als Ziele zu verinnerlichen. Aber dadurch, dass es viel einfacher ist, die *konkrete* Form „richtig“ auszuführen, als solch *abstrakten* Prinzipien zu folgen, wird das Erlernen der Form vom Europäer gerne übergewichtet oder das Befolgen der Prinzipien gar völlig vernachlässigt.

Das mag daran liegen, dass der Lehrer aus Unwissenheit oder Unsicherheit die Prinzipien gar nicht erst unterrichtet, oder daran, dass der Schüler nicht täglich übt und deswegen den Ablauf der Bewegungen immer wieder vergisst. So muss er sich ständig auf das „Was“ konzentrieren, also darauf, dass die Bewegungen „richtig“ ausgeführt sind, anstatt darauf zu achten, „wie“ er übt – nämlich, den geforderten Prinzipien folgend.

Die Form steht demnach *vor* den Prinzipien, aber die Prinzipien stehen *über* der Form. Solche, dem Europäer oft verwirrend und widersprüchlich erscheinende Verhältnisse klären sich meistens nur dem, der fähig ist, sich östlichen oder westlichen „esoterischen Philosophien" zu bedienen.

So lernt der Schüler beispielsweise jahrelang, dem strikten Ablauf der Form zu folgen, bis dann später der Meister dem Schüler auf die Schulter klopft und sagt: „Und nun vergiss alles!" Damit meint der Meister, er solle die *Form* vergessen, da er jetzt frei von strukturellen Vorgaben sei. Denn er habe nun die *Prinzipien* der Bewegungskunst in seiner eigenen Haltung verinnerlicht.

Der Schüler lernte zu Beginn, in seinen Bewegungen einer konkreten Struktur - also der Form - zu folgen, um dadurch die abstrakten Prinzipien in sich aufzunehmen zu können. Hat der Schüler dann diese Prinzipien in ausreichendem Maße als Haltung ausgebildet, so kann er die strikte Struktur – eben die Form – am Ende wieder vergessen.

Man benutzt daher anfangs die Form als „Regel". Später werden die Bewegungen nicht mehr durch die Form „reglementiert", sondern nur noch durch diese Prinzipien.

Man unterwirft seine Bewegungen erst demütig einer „dogmatischen" *Form*, um dadurch später in seinen Bewegungen im *Prinzip* zur „Freiheit" zu gelangen.

„Das Eine bedingt das Andere" oder „Das Eine führt zum Anderen" ist hier dasselbe und ein sehr schönes Beispiel für solche widersprüchlich erscheinenden Verhältnisse im Daoismus.

Die Übungs-„Prinzipien“ der 6 Tibeter

1. Lasse den Atem frei fließen und beobachte ihn, ohne ihn willentlich zu steuern.

2. Folge mit deiner Bewegung der Atemgeschwindigkeit, aber atme nicht im Takt der Bewegung.

3. Passe ständig deine Bewegungsgeschwindigkeit an den Atem an.

4. Wiederhole die Übung so lange, bis der Atem sich automatisch beruhigt.

5. Falls nicht, beende die Übung, wenn der Atem sich weiter beschleunigt (Belastungsgrenze).

6. Erkenne deine Grenze zwischen Belastung und Belastbarkeit.

7. Überschreite auch diese Grenzen nicht, sondern beende die Übung.

8. Deine tägliche Verfassung entscheidet über die Zahl der Wiederholungen (mindestens drei, maximal 21).

9. Bewege dich so entspannt und leicht wie möglich.

10. Stoppe nie Atem und Bewegung, sondern lasse die Einatmung und die Ausatmung sanft ineinander fließen, analog zur Bewegung.

11. Achte darauf, dass kein Schwung in den Bewegungen ist. In jedem Moment könntest du die Übung stoppen.

12. Beherrsche die Wirkung der Schwerkraft durch kontrolliertes körperliches Absinken.

DIE FORM

Erster Tibeter (der Kreisel)

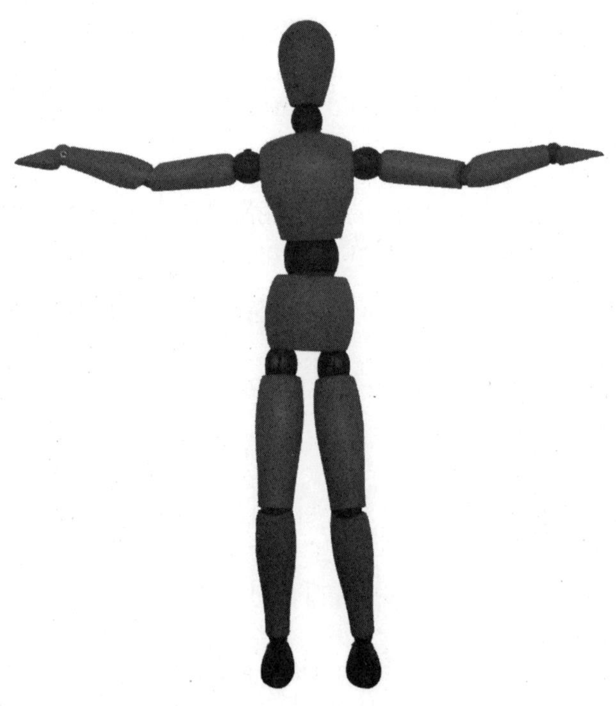

Ausgangsposition:

- locker hinstellen
- höchstens hüftbreit
- Knie und Po lösen
- Schultern entspannen
- Kopf senkrecht ausrichten
- sich von seinen Gedanken frei machen
- schwer fühlen
- durch Beobachtung und Wahrnehmung der Gewichtsverteilung auf den Fußflächen, die Körpermitte finden. die Atmung beobachten, durch die Nase ein und durch den Mund ausatmen. Aber nicht versuchen, den Atem dabei zu steuern, sondern nur beobachten. Ein Gefühl für die Zeit zu bekommen, die vergeht innerhalb eines Atemrhythmus. Die Dauer einer Umdrehung entspricht der Dauer eines Atemrhythmus.
- Jetzt die Arme heben, natürlich gestreckt, waagerecht hoch. Man stellen sich vor, Schnüre seien an ihrem Handgelenk und Ihre Arme werden von jemand anderem seitlich in die Höhe gezogen.
- Wenn die Waagerechte erreicht ist, stellt man sich Schwimmkissen um die Handgelenke vor, so dass Schultern, Ellbogen und Handgelenke entspannen und die Handflächen wie auf einer Wasseroberfläche liegen.

Ausführung:

- Man stellt sich eine senkrechte Achse vor die durch den Körpermittelpunkt und den höchsten Punkt auf dem Schädel verläuft, um der eigenen „Mittelachse“ präsent zu werden.
- Man dreht sich rechts herum im Kreis, mit ca. drei bis vier Schritten, wie ein Kreisel
- Da eine Umdrehung so lang dauern soll wie ein Atemzyklus, fixiert man einen Punkt auf Augenhöhe, beginnt mit der Einatmung sich zu drehen und sollte nach der Ausatmung an dem gleichen Punkt enden, an dem begonnen wurde. Ist das nicht der Fall, also stimmen Anfangs- und Endpunkt der Drehung nicht mit der Atmung überein, ändert man mit der nächsten Drehung seine Drehgeschwindigkeit, allerdings ohne zu stoppen. Auf keinen Fall wird die Atemfrequenz angepasst, sondern man ändert so lange die Drehgeschwindigkeit, bis sie zum Takt der Atmung passt. Stimmen nun die Atmung und die Drehgeschwindigkeit überein, versucht man immer wieder Schultern und Ellbogen zu lösen ohne die horizontale Stellung der Arme zu gefährden.
- Die Zahl der Wiederholungen sollte 21 nicht überschreiten. Spürt man jedoch vorher Schmerzen in seinen Oberarmen, und schafft es nicht die Verkrampfung zu lösen, beendet man in diesem Moment die Übung.
- Man löst dann die Kreiselhaltung, indem man ohne die Arme zu beugen eine imaginäre Kugel etwa in Schulterbreite ergreift, um anschließend die Arme aus dieser Stellung neben den Körper in die Anfangsposition absinken zu lassen.

Fortgeschrittenes Üben:

- sind die Arme auf Schulterhöhe, die Schultern und Ellbogen losgelassen, stellt man sich vor, dass man von einer zweiten Person am rechten Arm gedreht wird. Der rechte Arm öffnet die Brustmuskulatur so weit, bis leichter Dehnungsschmerz entsteht. Erst dann folgt der Körper dem Arm in die Drehung.
- Man ist nun ständig angehalten, seine Schultern zu entspannen und seinen Kopf senkrecht auszurichten. Während der ganzen Übung sollte man gerade soviel Dehnungsschmerz aushalten, dass die Muskeln nicht verkrampfen.

Energetisches Üben:

- Hier ist das A und O die senkrechte Ausrichtung des Bai Hui. Bai Hui ist der höchste Punkt des Schädels. Während man sich zu drehen beginnt, fokussiert man seine ganze Aufmerksamkeit auf den Bai Hui und stellt sich vor, man sei daran mit einer Schnur im Himmel aufgehängt. Die Drehgeschwindigkeit ist nicht mehr vom Atem getaktet und wird so schneller und schneller, solange man es schafft, sich um seine Mittelachse zu drehen.
- Wird einem schwindlig oder kommt man ins Schwanken, beendet man die Übung.

Energetischer Effekt:

- Die völlige Verwirblung aller Chakren.
- Wirkung auf das Kronen-Chakra
- Man spürt es in den Augen. Man hat ein ungewöhnliches Gefühl von Klarheit und Frische.

Deshalb sagt man: „Der erste Tibeter macht schöne Augen."

Therapeutische Wirkung:

- Der Hauptenergiekanal wird frei (Ren und Du Mai bzw. die Verbindung zwischen Kronen- und Wurzel-Chakra) Repositionierung der oberen Brustwirbel durch gezieltes Loslassen der Rücken- und Brustmuskulatur bei gleichzeitigem Arme heben in die Ausgangsposition. Man schafft es so – ganz ohne Chiropraktiker - durch das senkrechte Stehen, das Lösen der Muskulatur und der Schwere des Beckens soviel Zugkraft auf die Wirbelsäule zu bringen, dass die Wirbel in ihre natürliche Position springen.
- Durch die extreme Beanspruchung des Gleichgewichtsinnes, werden Kleinhirn und Sehzentrum stark aktiviert und so bekommt man eine positive Wirkung bei allen Erkrankungen, die Koordination, Sehvermögen und Gleichgewicht betreffen.

Zu jedem Tibeter gehört eine Entspannungsübung, die sich jeweils fließend direkt an die Figur anschließt, und in gleicher bzw. ähnlicher Ausgangstellung beginnt.

Entspannung zum 1. Tibeter: Schwere Arme

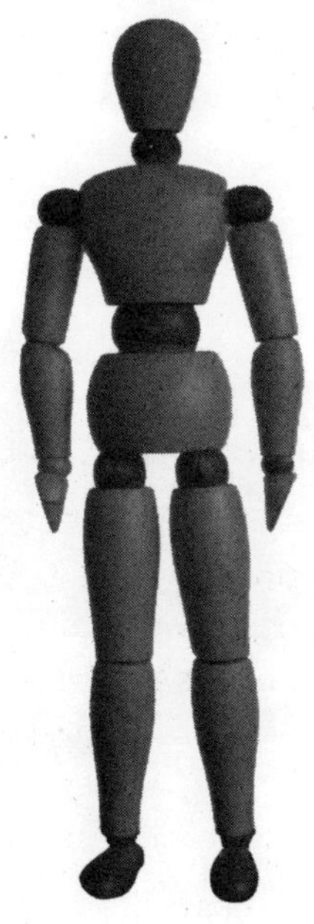

- Man findet wieder seinen natürlich gelösten Stand. Knie werden weich, Po lösen, Schultern und Kopf richten sich senkrecht aus.
- Fußflächen ganz entspannen, um ganzflächig Bodenkontakt Man findet zu seinem Atem und lässt ihn frei fließen. Man entspannt fünf Atemzüge lang, wobei man versucht in die Schultern auszuatmen. Dass heißt, man stellt sich bei jeder Ausatmung vor, die Arme werden schwerer. Man hat das Gefühl, bei jeder Ausatmung werden die Arme länger. Nach ca. fünf Atemzügen beendet man die Entspannung und geht über zur nächsten Übung.

Zweiter Tibeter (die Kerze)

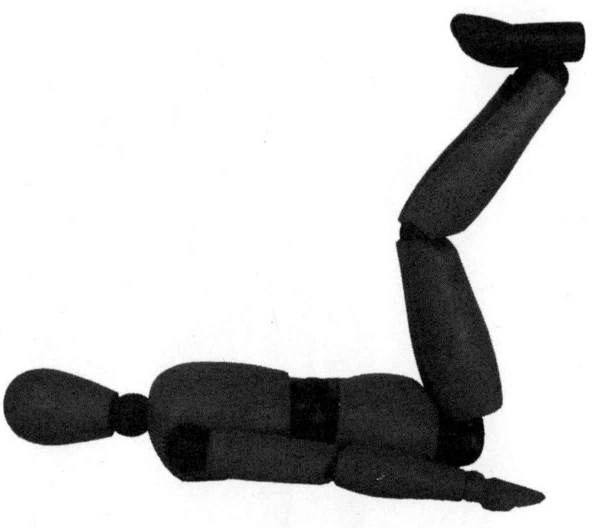

Ausgangsposition:

- Auf den Rücken legen, Arme entspannt parallel zum Körper ablegen.
- Kopf ablegen, Kinn Richtung Brustbein ohne anzuspannen. Beine anwinkeln und hochheben.
- Durch Lösen der Bauch- und Beckenmuskulatur sollte, durch das Gewicht der Beine, die Lendenwirbelsäule gut spürbar auf der Übungsmatte aufliegen, also das Hohlkreuz soll fast ganz verschwinden.
- Zehenspitzen sind angezogen und man beginnt sich wieder auf seine Atemgeschwindigkeit zu konzentrieren.

Ausführung:

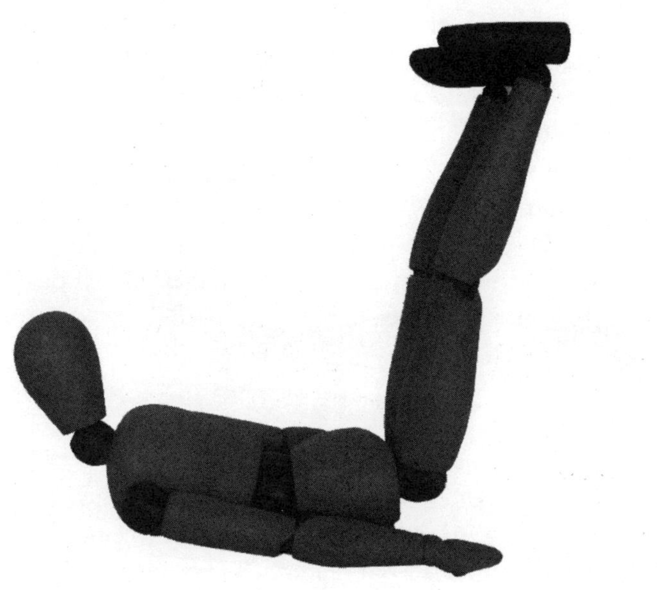

- Man beginnt, während der Ausatmung die Beine durchzustrecken und gleichzeitig das Kinn in Richtung Brustbein zu bewegen, ohne dass sich die Schulterblattspitzen abheben.
- Man versucht die Beine so senkrecht wie möglich durchzustrecken, ohne die Position der unteren Wirbelsäule aufzugeben.

- Wichtiger als die senkrechte Ausrichtung ist das Durchstrecken der Beine. Also, bei jeder Wiederholung müssen die Beine durchgestreckt werden aber nicht zwangsläufig senkrecht stehen.
- Während man einatmet, lässt man den Kopf samt Oberkörper kontrolliert in die Ausgangsposition zurücksinken aber der Kopf bewegt sich als letztes. Gleichzeitig sinken auch die Beine in die Anfangsstellung. Beide Vorgänge sollten gleichzeitig ablaufen und zum gleichen Zeitpunkt beendet sein.
- Es darf kein „Klappmesser-Effekt" entstehen, sondern man soll eher das Gefühl haben ein Gewicht mit den Beinen nach oben wegzudrücken.
- Keinen Schwung in die Übung bringen. Auch das Absinken muss kontrolliert geschehen.

Fortgeschrittenes Üben:

- Man kann bei der Ausatmung die Beine bzw. Knie so weit wie es geht nach außen loslassen, um eine Dehnung im Leisten- und Iliosakralbereich zu erreichen, was bei Hüftproblemen sehr entspannend in den ISGs und dem Leistenbereich wirkt.
- Oder man führt die Übung klassisch aus, d.h. mit gestreckten Beinen. Dies führt allerdings zu einer starken Beanspruchung der Bauchmuskulatur und wird vom Autor daher nur für jüngere weit fortgeschrittene Übende ohne Wirbelsäulenprobleme empfohlen. Denn die Übung wird so zu einer Bauchmuskel-Übung.

Energetisches Üben:

- Dabei stellt man sich vor, dass ein großer Gummiball durch den Oberkörper zusammengedrückt und wieder losgelassen wird. Wobei der Kopf ständig und gleichmäßig die Übung führt.
- Während sich die Blockaden lösen strömt frische Energie mit dem Atem in das Bauch-Chakra.

Therapeutische Wirkung:

- Durch diese Übung kann man eine Verstärkung bzw. Versteifung der Muskulatur der Lendenwirbelsäule erreichen, was besonders bei Bandscheibenvorfällen im Bereich L1 bis S1 äußerst sinnvoll ist.
- Erst nachdem fast keine Schmerzen im Lendenwirbelbereich mehr spürbar sind, sollte man an eine Mobilisierung der LWS denken.

Entspannung zum 2. Tibeter: Schneeadler

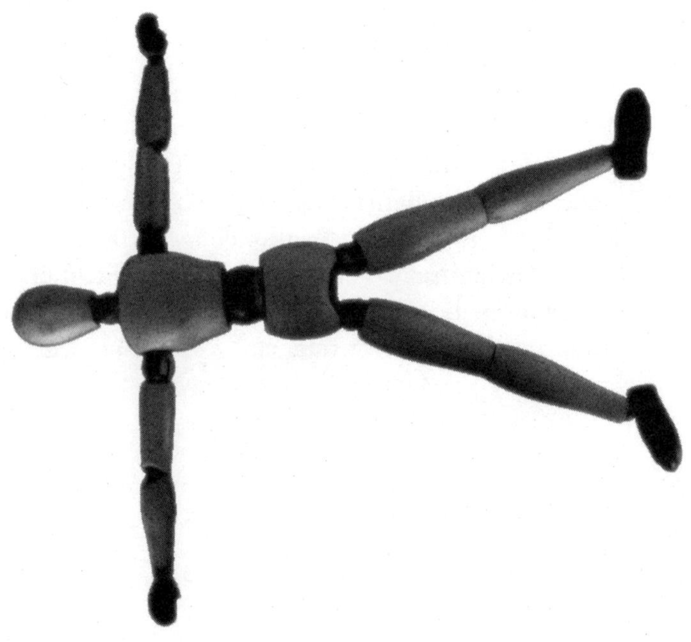

- Man beginnt die Entspannung, indem man die Beine weit gespreizt auf dem Boden ablegt, Fußspitzen nach außen. Arme senkrecht zum Körper ausstrecken, Handflächen nach oben.
- Man sucht sich einen Punkt an der Decke auf den man seinen Blick fixiert, den Kopf Richtung Brust ablegen. Während den fünf Ausatmungen versucht man die Gesichtsmuskulatur zu lösen.
- Erste Ausatmung: die Stirnmuskulatur lösen. Man bekommt das Gefühl die Stirn fällt in die Augen.
- Zweite Ausatmung: die Ringmuskulatur um die Augen lösen. Das Gefühl eines Schlafzimmerblickes stellt sich ein. Dritte Ausatmung: die Wangen- und Kiefermuskulatur lösen, so dass der Kiefer sich leicht öffnet.
- Vierte Ausatmung: man löst seine Kaumuskeln, indem man sich die umgekehrte Bewegung des Kauens vorstellt. Fünfte Ausatmung: den ganzen Kopf spürt man schwer werden und das Gesicht fühlt sich an wie ein Facelifting. Die Ohren werden schwer, als ob sie zum Boden ziehen. die Schläfen entspannen und das Gesicht beginnt zu lächeln.

Therapeutische Wirkung:

Das dritte Auge (Stirn-Chakra) wird durch die Entspannung der Gesichtsmuskulatur harmonisiert. Man übt das Lächeln durch reine Entspannung zu provozieren. Dadurch wird eine Besserung bei Neuralgien, Migräne, und Kopfschmerzen erreicht.

Dritter Tibeter (der Halbmond)

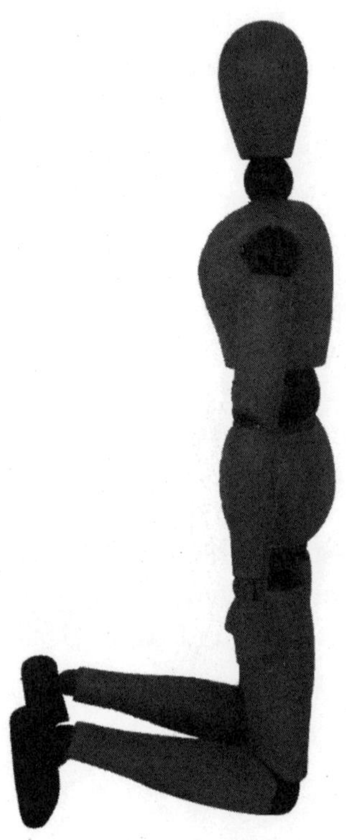

Ausgangsposition:

- Kniend, Hüfte senkrecht über den Knien, Fersen senkrecht über den Zehen.
- Knie öffnen auf Hüft- bzw. Schulterbreite, so dass man das Gefühl hat sicher auf den Knien zu stehen.
- Arme locker, die Schulter schwer werden lassen und mit den Handflächen die Oberschenkel berühren.

- Wenn man mit dem kleinen Finger den Ansatz der Pofalte spürt, baut man einen leichten Druck mit den Handflächen auf, ohne jedoch die Schultern anzuspannen. Nur so stark, dass die Hände während der Übung an dieser Stelle fixiert bleiben können.
- Kopf lotrecht ausrichten und Schultern und Brustkorb lösen.

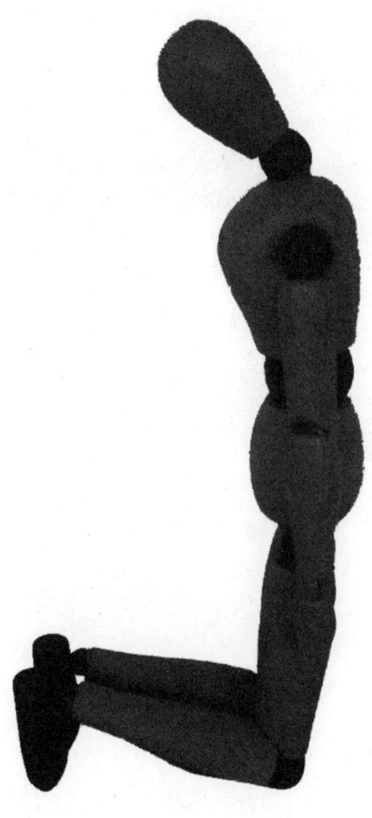

Ausführung:

- Beim Einatmen beginnt man mit dem Kopf dem Atem zu folgen. Dabei bewegt sich der Kopf samt Brustkorb nach hinten, so weit es geht, ohne das Becken und die untere Wirbelsäule zu bewegen. Der Kiefer löst sich und der Mund öffnet sich automatisch immer weiter.
- Wenn die Ausatmung beginnt, folgt der Kopf dem Atem in Richtung Brustbein. Man stellt sich vor, man wird nach oben gezogen, bis in die Senkrechte, und wird dann losgelassen , so lange, bis Kopf und Brustkorb ganz nach vorne gesunken sind, ohne das Becken und die untere Wirbelsäule zu bewegen.
- Auch bei der erneuten Einatmung muss man sich wieder vorstellen nach oben gezogen zu werden bis in die Senkrechte, um dann wieder den Kopf samt Brustkorb nach hinten <u>sinken zulassen</u>. Nicht nach hinten ziehen.

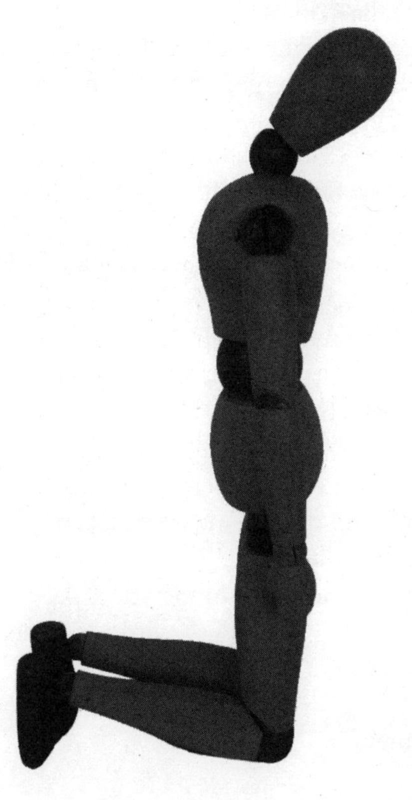

Fortgeschrittenes Üben:

- Hier liegt besondere Aufmerksamkeit auf dem Nicht-Ansteuern der Schultern.
- Durch den Druck der Hände auf die Hüften, sind die Schultern entspannt, aber fixiert.
- Erst durch das Zurücklassen des Kopfes beim einatmen werden die Schultern mit nach Hinten genommen und das Kiefergelenk so weit gelöst, dass in der Endposition der Mund leicht geöffnet ist.
- In der andern Endposition sollte man das Gefühl haben, dass das Brustbein durch die Ausatmung in der Brust versinkt.

Energetisches Üben:

- fixieren Sie die Aufmerksamkeit während der Übung auf Ihr Hals- und Herzchakra.
- Stellen Sie sich Gummibälle auf Ihrer Brust und Ihrem Nacken vor, die Sie abwechselnd mit dem Kinn und dem Nacken während der Übung eindrücken.
- Der Druck auf diese imaginären Bälle wird beim Übergang zwischen Ein- und Ausatmung so stark, dass man zu einem Richtungswechsel genötigt wird (fließender Übergang).

Therapeutische Wirkung:

- HWS und obere BWS werden mobilisiert.
- Ablagerungen und Verkalkungen in der Kopf- und Brustwirbelsäule lösen sich nach und nach.
- Durch die extreme Dehnung der Luftröhre löst sich oft Schleim aus den Atemwegen, was zum Beispiel bei Erkältung und Atemwegserkrankungen hilfreich ist.

Entspannung zum 3. Tibeter: Embryo

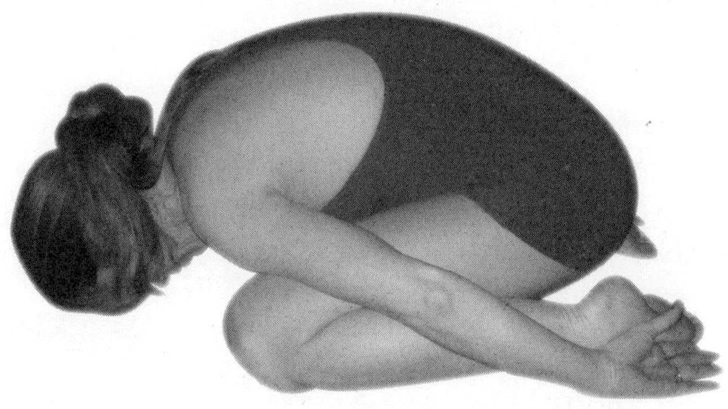

Ausführung:

- gekniet bleiben, Knie soweit auseinander, dass der Po dazwischen auf den Boden passt.
- Fußspitzen ablegen und den Po wieder anheben, so dass der Rücken parallel zum Boden ist.
- Po und Rumpf waagerecht absinken lassen, dabei erst den Oberkörper mit den Unterarmen auf den Oberschenkeln abstützen, bis man die Schultern durch Innenrotation und das nach Hinten führen der Hände auf die Oberschenkel legen kann.

- Die Knie sollten so weit geöffnet sein, dass der Bauch nicht auf den Oberschenkeln aufliegt.
- Die Nackenmuskulatur lösen und den Kopf auf den Boden sinken lassen, bis die Stirn auf der Matte aufliegt.
- Man sollte nur das Gewicht des Kopfes und nicht das des Oberkörpers an der Stirn spüren.
- Dann sollte man versuchen sich in dieser Position so zu entspannen, dass der Körper waagerecht immer weiter absinkt.
- Jetzt konzentriert man sich auf den Kreuzbeinbereich bzw. den Po.
- Man atmet tief in diesen Beckenbereich und spürt den unteren Rücken, wie er während der Ausatmung absinkt.
- Bei jeder Ausatmung sinkt das Becken weiter zu Boden.
- Nachdem man, wie oben beschrieben, fünf Atemzüge lang entspannt hat, beendet man die Übung.

Therapeutische Wirkung:

- der komplette Lumbal- und Sakral-Plexus (Nervengeflecht über dem Kreuz- und Steißbein) wird gedehnt und energetisch geöffnet.
- Die Bandstrukturen über den Ilio-Sakral-Gelenken (ISGs) werden gedehnt und die ISGs werden beweglich und richtig positioniert.
- Es ist eine ausgezeichnete Atemübung. Die untere Atemhilfsmuskulatur wird dabei sehr gut wahrgenommen und trainiert.
- Verkürzte Beinmuskulatur wird nach und nach gelöst, die Beweglichkeit steigert sich so weit, dass mit Po den Boden kniend erreichen kann.

Vierter Tibeter (die Brücke)

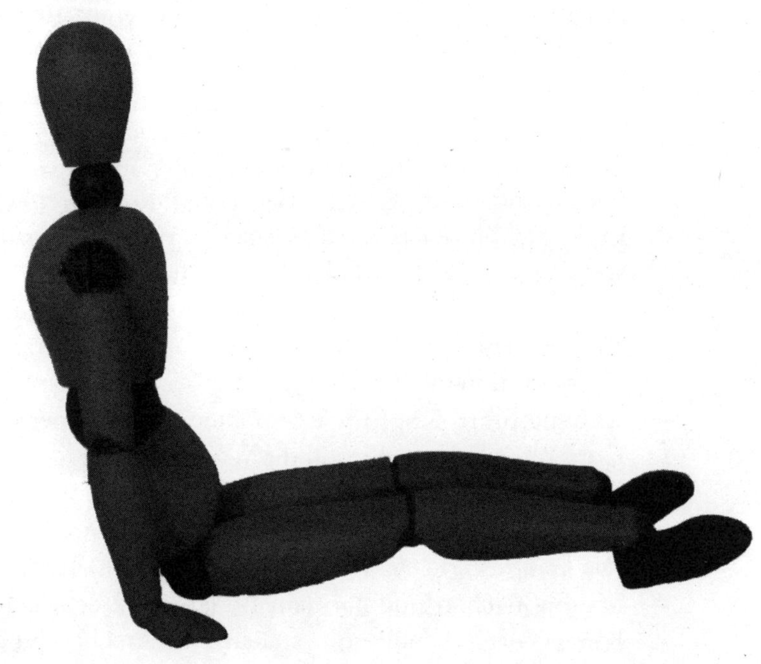

Ausgangsposition:

- Sitzend, Beine nicht ganz gestreckt, Hände abstützen neben der Hüfte, Fingerspitzen nach vorn.
- Hat man Handgelenksprobleme, kann man die Fingerspitzen zuerst einmal zur Seite ausrichten und später dann immer weiter nach vorne drehen.
- Sehr wichtig ist, dass man die Schultern so lange nach unten drückt, bis der Po sich ganz leicht vom Boden hebt.

Ausführung:

- Die Atemgeschwindigkeit beobachten. Po ist frei beweglich. Dann sollten der Kopf und der Oberkörper, genau wie im vorhergehenden Ritual, der Atmung folgen.
- Spürt man, dass der Kopf entspannt der Atmung folgt, nimmt man bei der nächsten Einatmung den restlichen Körper mit in die Bewegung.
- Atmung führt, Kopf folgt dem Atem und Körper folgt dem Kopf ohne Schwung bis in die Waagerechte.
- Bei der Einatmung folgt der Körper dem Kopf so lange, bis sich in der Endposition des Kopfes der Mund leicht öffnet. Die Endposition sieht aus wie eine Brücke
- Die Fußflächen sind auf dem Boden, senkrecht darüber die Knie, die Schultern stehen senkrecht über den Handgelenken.
- Bei der Ausatmung drückt das Kinn so lange Richtung Brustbein, bis der Po zwischen den Händen wieder die Endstellung erreicht hat.
- Dabei wird der Po nicht abgelassen, die Schultern bleiben also nach unten gedrückt und die Arme durchgestreckt. Der Po schleift leicht ein Stück über den Boden, dann beginnt erneut die Einatmung.

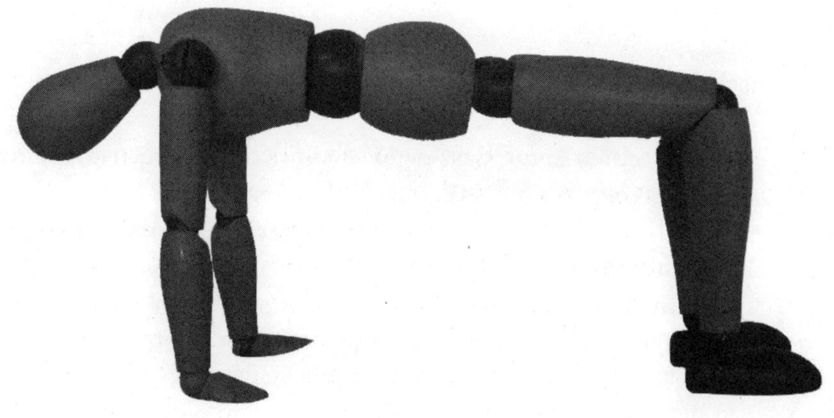

Fortgeschrittenes Üben:

- Fingerspitzen parallel zum Körper Richtung Füße.
- Den Po, so lange es geht, dem Kinn folgend hoch ziehen, ohne mit dem Becken zu schwingen.
- Die Hände so weit auseinander nehmen, dass Platz in den Achselhöhlen entsteht.
- Während der Endposition Brücke spürt man auf beiden Hand- und Fußflächen gleichviel Gewicht. Das Gewicht ist gleichmäßig auf alle vier Extremitäten verteilt.

Energetisches Üben:

- Man achte darauf, dass der Po vom Kopf gezogen wird und keinen eigenen Schwung nach oben entwickelt.
- Deshalb nicht die Kraft aus dem Becken nehmen, um den Po nach oben zu führen.
- Aufmerksamkeit in das „Sonnengeflecht“ den Solar Plexus lenken.

Therapeutische Wirkung:

- Körperkontrolle, Koordination und Gleichgewicht werden trainiert.
- Halswirbelsäule sowie Gesichts- und Kiefermuskulatur werden gelockert.
- Schultermuskulatur wird durch das ständige herunterdrücken stark gedehnt und gekräftigt.
- Handgelenks- und Finger-Arthrosen, sowie das Karpaltunnelsyndrom verschwinden nach einiger Zeit völlig.

Entspannung zum 4. Tibeter: Kutschersitz

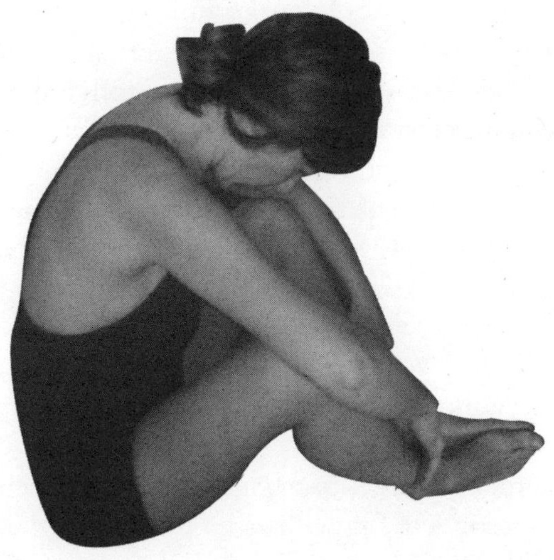

- Im Sitzen mit angezogenen Beinen lässt man die Knie etwas auseinander sinken, so dass die Fußsohlen zueinander zeigen, ohne sich zu berühren.
- Dadurch, dass man den Po ein Stück hinter den Schultern absetzt, versucht man den Schwerpunkt des Oberkörpers nach vorne unten zu verlagern. Dabei bleibt der untere Rücken gerade, so als säße man auf einem Kutschersitz. Die Ellenbeugen liegen auf den Knien, die Hände berühren leicht die Unterschenkel.
- Das Gewicht des Oberkörpers wird über die Oberarme an die Oberschenkel übertragen. Den Körper ganz entspannen und besonders Brust- und Rückenmuskulatur lösen.
- Kopf- bzw. Nackenmuskulatur immer weiter lösen.
- Der Kopf wird immer schwerer und man bekommt das Gefühl, dass das Brustbein während der Ausatmung im Körper versinkt und man versucht beim Einatmen Kopf und Brust nicht mehr mit anzuheben.
- Bei jeder Ausatmung sinkt man tiefer und tiefer in sich zusammen, als würde man im Sitzen einschlafen.
- Nach fünf Atemzügen ist die Entspannung beendet.

Therapeutische Wirkung:

- Gute Dehnungsübung für den kompletten Rücken und insbesondere für den langen Rückenstrecker.
- Repositionierung des Kiefergelenks.
- Starker Dehnung des langen Rückenstreckers mit Dehnungsschmerz bis zum Kreuzbein.

Fünfter Tibeter (der Berg)

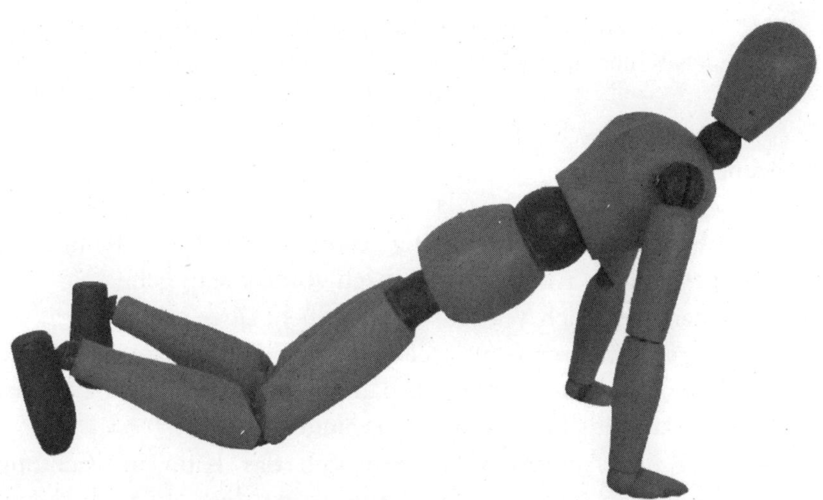

Ausgangsposition:

- Bauchlage, Zehenspitzen aufstellen.
- Man stellt die Handflächen wie im Liegestütz auf den Boden, allerdings in Brusthöhe, Fingerspitzen nach vorn. Arme durchstrecken.
- Knie bleiben anfangs am Boden, um das freie Atmen zu erleichtern, bzw. um den Lendenwirbelbereich zu schonen. Später werden die Beine in der Kobra-Stellung (Ende der Einatmung) durchgestreckt.
- Patienten mit Bandscheibenvorfall, Spinalkanalstenosen, starken Schmerzen im Lendenwirbelbereich, sowie ältere Menschen, sollten die Übung die ersten 4 bis 6 Monate auf den Knien ausführen.

Ausführung:

- Während der Einatmung schiebt man das Kinn, bei gestreckten Armen, soweit nach vorne wie es geht.
- Man stellt sich vor, das Kinn schiebt über einen Tisch, bis der Körper ganz gestreckt ist, wobei sich am Ende die Pomuskulatur leicht anspannt, um ein Absinken des Beckens ins Hohlkreuz zu verhindern.
- Bei der Ausatmung bewegt sich das Kinn in Richtung Brustbein und den Oberkörper so weit es geht nach hinten zu schieben, bis der Po die Fersen berührt.
- Wichtig: Keinen Schwung in die Bewegung legen, sondern bei der Einatmung mit den Beinen drücken, bei der Ausatmung mit den Handflächen schieben.

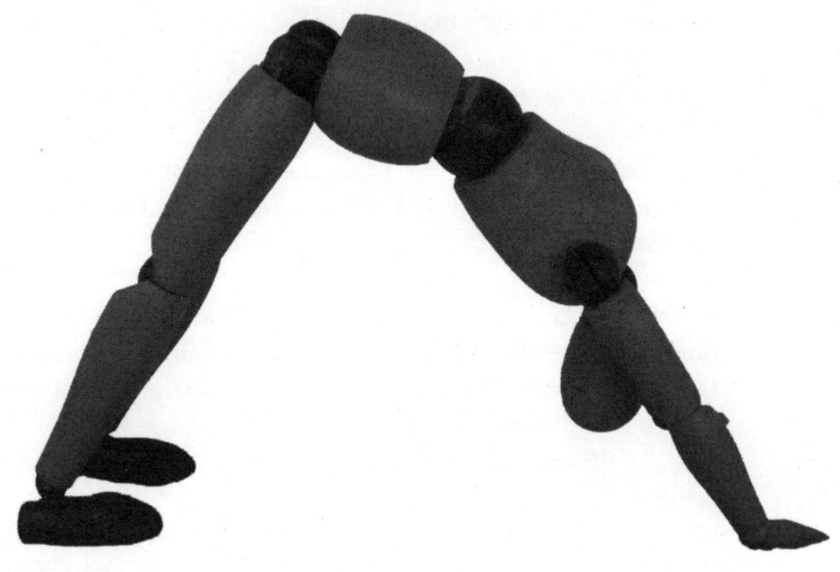

Fortgeschrittenes Üben:

- Stimmen in den ersten drei bis vier Wiederholungen Atem- und Bewegungsfrequenz überein, streckt man am Ende der Einatmung die Beine durch, so dass die Knie den Boden verlassen.
- Anstatt zu den Fersen bewegt sich der Po wie ein Klappmesser in die Höhe zum „Berg“.

Energetisches Üben:

- Man stellt sich vor, dass eine Schnur am eigenen Kinn befestigt ist, an der man waagerecht bei der Ausatmung nach vorne gezogen wird.
- Bei der Einatmung führt die Schnur nach hinten durch die Beine.
- Man kann in der Endstellung „Kobra“ den Atem regelgerecht ausstoßen und sich von schlechten Qi befreien.

Therapeutische Wirkung:

- Für Patienten, die Probleme im unteren Rücken, mit dem Ischias oder Bandscheibenvorfällen haben, ist diese Übung sehr problematisch.
- Um die Schmerzen nicht zu verschlimmern, darf man auf keinen Fall in die Position „Hohlkreuz“ schwingen. Diese Art Bewegung in der LWS ist bei Bandscheibenvorfällen und Schmerzen contraindiziert. Später kann man nach und nach versuchen, sich mehr ins Hohlkreuz sinken zu lassen, allerdings kontrolliert und ohne Schwung.
- Während beim 2. Tibeter eine muskuläre Versteifung der Lendenwirbelsäule provoziert wird, wird bei dieser Übung die LWS beweglicher.

Entspannung zum 5. Tibeter: Hohlkreuz

- Die Ausgangsposition ist die Gleiche, wie die Anfangsposition des 5. Tibeters – Bauchlage, allerdings können die Hände unter dem Kopf sein, Fußspitzen sind nur leicht aufgesetzt und der Kopf wird seitlich abgelegt. Während man beginnt zu atmen, achtet man darauf, dass der Beckenbereich sich ganz entspannt.
- Man beobachtet, wie das Becken während der Ausatmung gleichmäßig zur Matte sinkt.
- Man versucht bei der Einatmung in den Brustkorb zu atmen um dann in den Beckenbereich auszuatmen.
- So erreicht man, dass das Becken immer weiter in eine Hohlkreuzposition gelangt.
- Es kann allerdings ein starker Dehnungsschmerz im Lendenwirbelbereich und über dem Kreuzbein entstehen, der aber für jeden Schmerzpatienten gut kontrollierbar ist. Alternativ zur beschriebenen Entspannungsübung kann man, falls man nicht an Wirbelsäulenproblemen leidet, die klassische Entspannungsübung ausführen,
- die Brahmanenstellung.
- In Seitenlage begeben, Kopf in die Hand legen.
- Das obere Bein ist gestreckt, das untere leicht angewinkelt. Eine Art Löffelchen-Stellung entsteht.
- Da der 5. Tibeter relativ anstrengend ist, kann man diese Übung zum „Luftholen“ benutzen, indem man sich fünf Atemzüge lang nicht auf den Atem konzentriert.
- In diesem Ritual werden besonders das Bauch- und das Wurzelchakra angeregt.

Therapeutische Wirkung:

- Hochwirksame Dehnübung für den Lendenwirbelsäulen- und Beckenbereich.
- Repositionierung der Lendenwirbel und des Beckens durch bloßes Ausatmen.
- Man kann die Hände flach unter das Becken schieben, um so einen Beckenschiefstand besser wahrzunehmen, um dann koordinierter abzusinken.

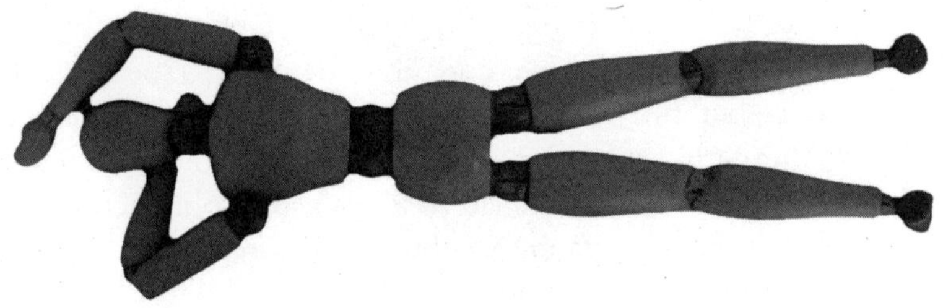

Sechster Tibeter (Luftpresse)

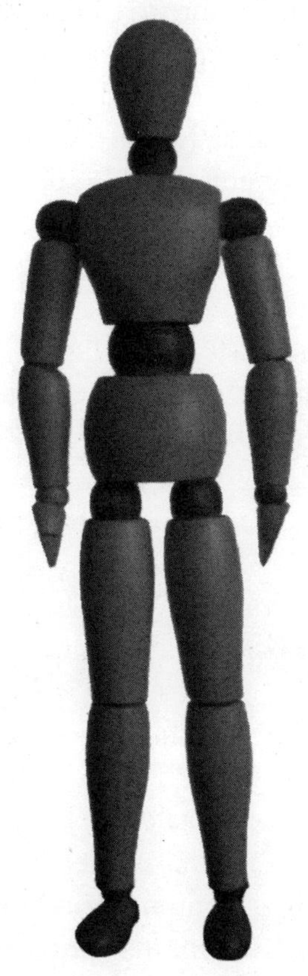

Ausgangsposition:

- Beine hüftbreit, Füße parallel.
- Körper entspannen, Knie lockern, Kopf senkrecht ausrichten, Schulter und Brustkorb entspannen.
- Atem aus der bewussten Kontrolle lösen.

Ausführung:

- Atmung drei bis viermal beobachten, wie sie ins Becken strömt
- Bauchmuskulatur während der Ausatmung anspannen, während der Einatmung entspannen.
- Beim nächsten Atemzug Bauch- *und* Blasenmuskulatur während der Ausatmung anspannen, während der Einatmung wieder entspannen.
- Bauch-, Blasen- *und* PC- oder Damm-Muskulatur während der nächsten Ausatmung anspannen, während der Einatmung wieder entspannen.
- Bauch-, Blasen-, PC- oder Damm- *und* Anusmuskulatur während der nächsten Ausatmung anspannen, während der Einatmung entspannen.
- Bauch-, Blasen-, PC- oder Damm-, Anus, *und* Pomuskulatur während der nächsten Ausatmung anspannen, während der Einatmung wieder entspannen.
- Alle oben genannten Muskeln während der nächsten Ausatmung anspannen, während der Einatmung wieder entspannen.
- Während der Ausatmung und der Anspannung aller Muskeln, sinkt der Po ab, während sich die durchgestreckten Arme oberhalb der Knie abstützen.
- Am Ende der Ausatmung, den letzten Atem auspressen, während das Kinn Richtung Brustbein zieht.
- Im Moment der Einatmung sanft senkrecht aufrichten und alle Muskeln wieder entspannen.
- Nach drei bis vier weiteren Wiederholungen ist die Übung beendet.

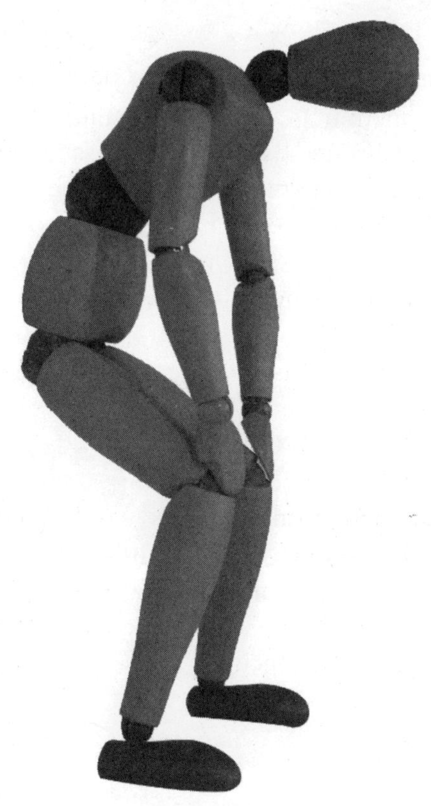

Fortgeschrittenes Üben:

- Es wird während der kompletten Übung darauf geachtet, dass das Gewicht zwischen den beiden Füßen und zwischen Zehen und Fersen ausgeglichen ist, auch beim Zusammenpressen des Beckens.
- Die Fußflächen bleiben während der gesamten Übung entspannt.

Energetisches Üben:

- Bauch und Wurzelchakra werden stark angeregt.
- Bei der Einatmung achtet man darauf wie durch den Atem sich das Chi im Bauch (Qihai) sammelt. Während der Ausatmung stellt man sich vor wie das Chi zu dem Wurzelchakra bzw. dem Energiepunkt (Huiyin) am Damm gedrückt wird
- Während der Übung an die Farbe „rot“ oder an die Farbe der Sonne denken

Therapeutische Wirkung:

- Beckenbodenmuskulatur wird aufgebaut, ähnlich der Rückbildungsgymnastik für Muttis.
- Wirkt günstig bei Blasen-, Darm- und Potenzschwäche, Prostatavergrößerung (Hyperplasie) und allen Unterleibserkrankungen.

Entspannung zum 6. Tibeter: Chi sammeln

- zur Entspannung empfiehlt der Autor die klassische Chi Kung Übung „das Chi sammeln“
- Dazu Beine wieder hüftbreit bei natürlich gestreckten (weichen) Knien positionieren.
- Der Po sinkt nach hinten, als ob man sich setzten wollte, so lange, bis man auf den Fersen so viel Gewicht spürt, wie auf den Fußballen.
- Die rechte Hand hängt sich mit geöffnetem Daumen in den Bauchnabel ein. Dann hängt sich die Linke ebenfalls mit geöffnetem Daumen in die Öffnung der Rechten ein. Frauen beginnen mit Links.
- Man steht so tief wie nötig und so hoch wie möglich. Eben so dass im Becken keine Anspannung wahrgenommen wird. Jetzt muss man sich fünf Atemzüge lang darauf konzentrieren, dass man das Heben und Senken der Bauchdecke durch die Atmung unter den Händen spürt.

Therapeutische Wirkung:

- Durch senkrechte Ausrichtung der Wirbelsäule und der bewussten Entspannung der großen Rumpfmuskulatur, können sich alle Wirbel an ihre natürliche Stelle repositionieren, wenn man es schafft, sich „am Kopf aufzuhängen“ und den Po loszulassen.
- Dadurch, dass man nach und nach willentlich die Becken und Bauchmuskulatur entspannt wird eine Aktivierung aller Bauchorgane ermöglicht.

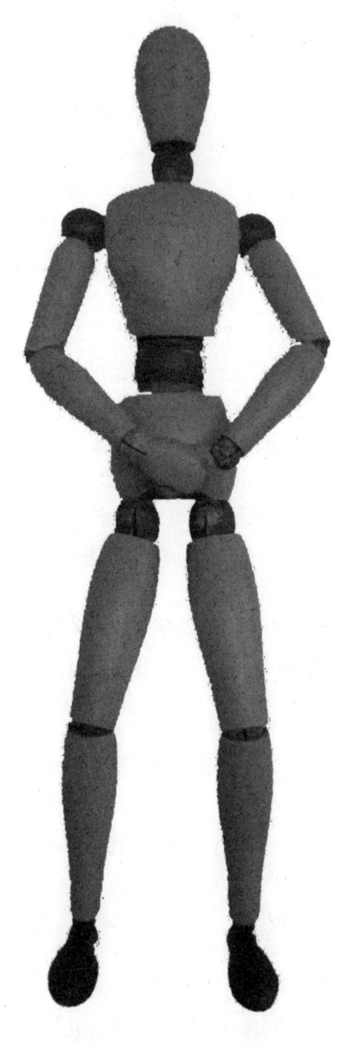

Fortgeschrittenes Üben:

Man stellt sich vor, dass der Atem in das untere Energiezentrum, dort wo sich die Handflächen befinden, fließt. Dann lässt man den Atem so ausströmen, dass man das Gefühl hat der Atem sinkt von den Händen aus über die Bauchdecke zum Damm.

Anmerkungen zum 6. Tibeter

Über diese Übung ist schon viel gesagt worden. Am weitesten verbreitet ist die wohl Meinung, man könne seine Sexualenergie, die im Bauchchakra wohnt, auf irgendeine Weise positiv beeinflussen. Traditionell sollen die zölibatären Mönche überschüssige sexuelle Energie aus dem Bauchchakra ins Sonnengeflecht bzw. Herzchakra befördert haben. Manche Autoren beschreiben diese Technik, die auf Luftanhalten und plötzlichem Aufrichten und Einatmen basiert.

Diese Art der Ausführung hat für die meisten Modernen Menschen, nach Meinung des Autors, wenig therapeutische Relevanz. Im Bauchchakra ist zwar bei jedem Menschen ein Überschuss sexueller Energie vorhanden, allerdings ist beim Modernen Menschen gerade dieses Bauchchakra oft blockiert. Vor allem Schmerzen und Blockaden im Lendenwirbelbereich und Darmprobleme verhindern einen freien Energiefluss. Die Art, wie der Autor vorher den 6. Tibeter beschrieben hat, ist zwar von der Ausführung her sehr schwierig, wirkt aber stärkend auf das Bauchchakra und die Beckenorgane.

Genau genommen wird bei diesem Ritual traditionell die Energie erst im Becken gesammelt und dann in die höheren Chakren befördert. Bei der hier beschriebenen Art der Ausführung wird aber nur der erste Teil der Übung benutzt und die Energie gesammelt ohne sie dann anschließend hoch zu befördern. So entstehen natürlich auch verschiedenartige Wirkungen.

Übt man diesen Ritus wie vom Autor vorgeschlagen, sollte man mit einigen stärkenden Wirkungen auf seine Sexualkraft rechnen. Genau genommen müsste man hier, zur Veranschaulichung der Wirkung von Yoga auf Sexualität, drei Kräfte benennen,

Den (Sex)Trieb: Die Motivation sich zu paaren.
Die Potenz: Die Fähigkeit sich fortzupflanzen.
Die Libido: Die Fähigkeit Lust zu empfinden.

Anders als die Potenz und die Libido kann der Sexualtrieb sich durch das Üben der 6 Tibeter merklich verringern. Nicht wegen des sechsten Ritus, sondern wegen des meditativen Übens an sich. Dadurch, dass man bei diesen Übungen lernt, sich selbst näher zu kommen wird das Gefühl „vereinigt" zu sein stärker. Aus dem Sexualakt entsteht ebenfalls ein starkes Gefühl von „Vereinigung", da ja die Körper beim (Sex)Akt verschmelzen. Also, genau wie durch Meditation wird beim Sexualakt ein starkes Gefühl von Vereinigung empfunden. Deshalb ist Sex eine gerne genommene körperliche Praxis sich selbst „vereinigter" zu fühlen.

Denn je unvereinigter man sich auf *geist-seelischer* Ebene fühlt, desto eher verlangt man unbewusst nach solch *körperlicher* Vereinigung.

So kann sich also durchaus durch meditative Übungen das Verlangen, zu körperlicher Vereinigung, verringern. Doch dieser „kleine Verlust" wird dann nicht nur durch eine gestärkte Potenz, sondern auch durch eine ungeahnte Steigerung der Libido mehr als wett gemacht.

Vorwort zur Mystik

Die Beschreibung der Entwicklung gesundender körperlicher Fähigkeiten soll jetzt etwas in den Hintergrund treten. Stattdessen wird hier ein 4-Stufen-Modell dem Schüler zur Orientierung gestellt, das die geheimnisvolle geistig-seelische Entwicklung des Yogaübenden beschreiben soll. Jede Stufe hat eine Vereinigung zum Ziel und führt auf eine höhere Stufe der „geistigen Befreiung".
Diese Modell ist an die klassische Ausbildung in den europäischen mystischen Geisteswissenschaften angelehnt, wie sie beispielsweise Rudolf Steiner beschreibt. Es versucht, dem Yogaschüler den Weg zu höheren Erkenntniskräften zu gliedern, den er sich durch die Entwicklung der sogenannten „inneren Selbstkräfte" erschließt.

Der Autor beschreibt in diesem Buch, seine eigene geistige „Entwickelung" durch Yoga und sieht sich außerstande, dies zu tun, ohne ein echtes Verständnis für solche Mystik und geistige Entwicklung zu schaffen.

Wollte man anhand abendländischer Wurzeln die geistige Entwicklung eines Yoga-Schülers - die hier in vier Stufen gegliedert ist - veranschaulichen, dann könnte man sie mit der eines Schülers des „Alten Mystischen Weges" vergleichen, wie er einst von einigen unserer europäischen Vorfahren in den sogenannten „geheimen Geisteswissenschaften" begangen wurde.

War also damals dieser „Geheim-Schüler" *bereit*, den inneren Pfad zu betreten, so musste er in seiner geistigen Entwicklung drei Stufen durchlaufen:

Vorbereitung, Erleuchtung und Einweihung.

Stellt man diese drei mystischen Entwicklungsstufen den vier Stufen der Befreiung, wie sie hier beschrieben sind, gegenüber, und angenommen, man bezeichnete die Bereitschaft, den inneren Pfad zu betreten, als eine zusätzliche, vorangestellte mystische Stufe, dann ergäben sich folgende Analogien bzw. Parallelen:

Die 4-Stufen der Befreiung		*Traditionelle Deutsche Mystik*
Vereinigung mit sich **Selbst** durch neues Selbstwertgefühl	=>	die **Erweckung** zur Bereitschaft
Vereinigung mit der **Familie** durch neues Selbstbewusstsein	=>	die **Vorbereitung** zur Pflicht
Vereinigung mit dem **Volk** durch neue Selbsterkenntnis	=>	die **Erleuchtung** zur Klarheit
Vereinigung mit der **Welt** durch neue Selbststimmung	=>	die **Einweihung** zur Weisheit

Vorbereitung, Erleuchtung und Einweihung heißen die frühen Stufen, die jeder Schüler in der klassischen deutschen Mystik, wie sie hier zu Lande Jahrhunderte lang gelehrt wurde, durchlaufen musste.

Alle Stufen hier zu beschreiben, würde den Rahmen dieses Buches sprengen. Deswegen wird hier nur „die Erweckung", als erste Stufe der Befreiung, ausführlich behandelt. Die Beschreibung der restlichen Stufen soll dann in späteren Schriften zum Thema werden.

Da es in dieser Anleitung darum gehen soll, die Hokuspokus-Behaftungen von den fernöstlichen Bewegungskünsten zu lösen, wird an dieser Stelle der Versuch gewagt, den Begriff „Mystik" so zu klären, dass diese dem Westler *einsichtig* wird und so ein nützliches Werkzeug für seine meditativen Bemühungen werden kann.

Von Sinnen und „Über-Sinnen"

Will man die Mystik in Bezug auf die menschliche Sinneswahrnehmung betrachten, kann ein seltsames Phänomen nicht verborgen bleiben. Jeder Mensch hat die Fähigkeit, sich eine *unreale* Vorstellung zu erschaffen, die dann eine tatsächliche, *reale* Körperreaktion hervorrufen kann.

Und das Verblüffende daran ist, dass man dabei nicht auf die Eindrücke, die über die fünf äußeren Sinne wahrgenommen werden, angewiesen ist.

Also, völlig unabhängig von der „Realität" werden Bilder erschaffen, die „reale" Wirkungen erzeugen.

Man könnte unzählige Beispiele aus unserem Alltag aufführen, in denen die Wirksamkeit innerer Bilder in der Außenwelt sichtbar wird. Denkt man z .B. an etwas Ekelhaftes, so kann man beobachten, wie sich einem die Haare aufstellen. Denkt man an etwas Erotisches, dann kann man ebenfalls körperliche Reaktionen beobachten.

Es ist also für diese Art Wahrnehmung unerheblich, ob man die Szene direkt beobachtet, im Fernsehen sieht oder ob man sie sich „nur vorstellt". Keiner unserer fünf Sinne nimmt etwas bei einer solchen inneren Vorstellung wahr, deshalb muss es eine Art „innere Sinneswahrnehmung" geben, die außerhalb der bekannten fünf Sinne liegt, aber trotzdem Körperreaktionen verursachen kann.

Diese innere Sinneswahrnehmung wirkt auch in der Traumwelt. Dort nimmt man alle Eindrücke genauso wahr, wie im Wachzustand, obwohl die fünf Sinne nicht benutzt werden. Somit muss unseren „bildlichen Vorstellungen" eine Kraft inne wohnen, die den Körper in hohem Maße beeinflussen kann und Körperreaktionen verursacht, ohne dass ein durch die fünf Sinne wahrgenommener Reiz die Ursache ist.

Demzufolge ist die Wirkung solcher Vorstellungskraft auf den Körper eine über die fünf Sinne hinausgehende und damit eine „übersinnliche".

Würde man also den Instinkt bzw. die Intuition als „sechsten Sinn" benennen, welcher über die fünf Sinne hinaus Wirksamkeit erlangt, dann könnten wir hier das „Sinnesorgan", das die inneren Eindrücke und Bilder wahrnimmt, als den „siebten Sinn" bezeichnen.

Die Reizung eines jeden dieser nun sieben Sinne erzeugt Körperreaktionen. Während der *Instinkt* eine „außersinnliche" Wahrnehmung ist, die man auch bei Tieren beobachten kann, ist die *Inspiration*, das willentliche Wahrnehmen der eigenen Vorstellungen und inneren Bilder, wohl nur uns Menschen vorbehalten.
Das Arbeiten mit der eigenen Vorstellungskraft, unter Ausblendung der Wahrnehmung der fünf äußeren Sinne, und das Vertrauen in die Wirksamkeit dieser „übersinnlichen" Wahrnehmungskraft sind die neuen Fähigkeiten, die einem alle Türen öffnen, sich die inneren Kräfte zu Nutze zu machen, die letztlich zur „geistigen Befreiung" führen. Auch in den alten europäischen Geisteswissenschaften wurde diese Vorstellungskraft zur Ausbildung gebracht und dort als „Inspirationskraft" bezeichnet. Die Kontrolle der eigenen Vorstellungen und Wahrnehmungen wird das Fundament jedes Schülers, der sich aufmacht, seine eigenen inneren unbekannten mystischen Kräfte zu erwecken.

In den meditativen Künsten bildet sich die Fähigkeit, mit eigener Vorstellungskraft die innere Sinneswahrnehmung zu bedienen, zur Imaginationskraft aus.

Zur Unterscheidung wird hier jede *willentliche Erschaffung innerer Bilder,* die nicht auf der sinnlichen Wahrnehmung der Wirklichkeit gründen, in dieser Schrift als mystische Vorstellung benannt. Währendem das Arbeiten mit der *unwillkürlichen Wahrnehmung innerer Bilder,* die durch den Bewusstseinsfokus entstehen hier als meditative Einsicht bezeichnet werden.

Für einen wissenschaftlichen Verstand wäre es einfacher, wenn er sich die übersinnliche Geistes- und Geisterwelt wie die eigene Traumwelt vorstellt - genauso real. Und die Technik, sich diese „Traumwelt“ willentlich zu erschließen, ist dann die „Meditation“. Die träumerische Wahrnehmung heißt „innere Einsicht“, zeigt diese Wirkung, ist es eine „übersinnliche Erkenntnis“, ist diese mächtig, nennt man sie „Vision“.

Eine Einführung zur Mystik

Hier soll dem Leser vor Augen geführt werden, dass auch heute noch im alltäglichen Leben Mystik und Magie ihre Wirkung zeigen. Die klassischen deutschen Märchen, in denen mystische Fabelwesen erschaffen wurden, ebenso wie die Geschichten vom Nikolaus und vom Osterhasen, haben heutzutage noch die gleichen mystischen Wirkungen auf unsere Kinder wie schon vor tausend Jahren. Und kein Erwachsener kann sagen, dass er die Wirkung dieser mystischen Kräfte noch nie gespürt habe, es sei denn, er würde behaupten, er hätte noch nie einem Kind in die Augen geschaut, wenn dieses in Erwartung des Christkindes ist.

Die Wirkung solcher mystischen Kräfte, die ja nur durch ihre unreale Vorstellung Existenz haben, kann deshalb wohl niemand leugnen. Und so trifft auch jeden mitfühlenden Zuschauer einen Hauch von Magie, wenn er in solche Kinderaugen blickt. Und niemand findet Anstoß daran, wenn jemand von der „Magie“ des Weihnachtsfestes spricht. Genießen wir nicht alle ab und an den „Zauber“ mystischer Traditionen an Weihnachten, obwohl sich doch diese Wirkung ursächlich auf etwas Unreales, Phantastisches und Unwahres gründet?

Also, die Wirkung solcher mystischen Vorstellungen ist sehr wohl eine reale und jeder begreift sie deshalb auch als wirklich, obwohl der Grund dafür eben nicht der Wahrheit entspricht.

War für den Leser bis hierher die Herleitung schlüssig, dann muss er erkennen, dass die mystischen Kräfte der deutschen Märchen und *christlichen* Traditionen, genau wie die der *esoterischen* östlichen Philosophien, rein gar nichts mit Hokuspokus oder einem Zaubertrick zu tun haben.

Die „reale Wirkung" solcher mystischen Kräfte, die ja nur durch ihre „unreale Vorstellung" Existenz haben, kann auch heute noch jeder in sich spüren, wenn er es „nur zulässt". Ferner ist uns ein *gewisser* Zugang zu wahrer Mystik durch unsere christlichen Traditionen anerzogen und steht somit auch uns Abendländern zur Verfügung. Dass wir diesen Zugang nicht ganz verloren haben, verdanken wir unseren Kindern, die uns immer wieder an unsere mystischen Traditionen erinnern.

Egal, wie fortgeschritten wir uns im Vergleich zu unseren Vorfahren fühlen, schaffen wir es jedoch heute kaum noch, uns selbst, oder zumindest unsere Kinder, durch die eigene mystische Vorstellungskraft und Phantasie so zu verzaubern, wie es unsere alten christlich-mystischen Traditionen immer noch vermögen.
Wenn wir also in unseren Kindertagen diesen weihnachtlichen Traditionen ausgesetzt waren, dann hat jeder selbst schon einmal einen „Mystischen Zauber" erlebt. Diejenigen, die sich wahrhaftig an jene Gefühle ihrer Kindheit erinnern können, die durch die eigene mystische Vorstellungen an den Weihnachtsmann erschaffen wurden, haben am eigenen Leibe gespürt,

dass sie sich durch eine unreale mystische Vorstellung reales Glücksgefühl erschaffen haben.

Man könnte hier einwerfen, dass diese kindliche Art, die Vorstellungskraft zu benutzen, alle Wirkungen verlöre, wenn erst die „Wahrheit" ans Licht gebracht ist. - Dem ist aber nicht so. Denn wenn man sich z. B. im autogenen Training ernsthaft vorstellt, dass der eigene Fuß warm wird, kann man das Gefühl der Wärme real wahrnehmen, obwohl man genau „weiß", dass dies „eigentlich" nicht möglich ist.

Wie in dem Abschnitt „Über-Sinne“ bereits dargelegt wurde, ist es für die Entstehung menschlicher Gefühle und körperlicher Reaktionen egal, ob die Bilder fiktiv sind oder nicht, solange man sich diese nur „real vorstellt“. Als Erwachsener, wissend um die „Nichtexistenz“ solcher mystischen Vorstellungen, werden diese dann als Kinderkram abgetan und deshalb wird die eigene mystische Vorstellungskraft im Alltag einfach nicht mehr benutzt. Und so verschließt man sich dann die Entwicklung der geistigen Fähigkeit, aus unrealen Vorstellungen reale Wirkungen zu erschaffen.

Der einzige Grund warum Mystik keine Wirkung mehr zeigt ist der, dass sie nicht mehr benutzt wird.

Über Mystik

Mystik als „Weg“ bzw. Philosophie ist, genau genommen, eine Lehre, die auf dem Alten Testament gründet und im späten Mittelalter von Meister Eckhart als „Deutsche Mystik” benannt wurde. Er war der erste, der seine Predigten in deutscher Sprache hielt und damit geisteswissenschaftliches Gedankengut für jedermann zugänglich machte. Dadurch zog er sich natürlich den Unmut des Papstes zu, der ihn später als Ketzer hinrichten lassen wollte.

Die Deutsche Mystik besagt im Grunde, dass der Mensch keine Institutionen bräuchte, um Gott gewahr zu werden und zu seinem Glück zu gelangen. So behauptet Meister Eckhart,

„Gott ist in Dir, mach’ Dich frei von allem anderen und Du wirst IHN finden!”

Weitere bekannte Vertreter der deutschen Mystik waren Johannes Tauler, Hildegard von Bingen und Teresa von Avila.

Umgangssprachlich steht der Begriff „mystisch" für wundersam, unglaublich, rätselhaft, geheimnisvoll, merkwürdig, übersinnlich oder unerklärlich, um nur einige Behaftungen zu nennen. In dieser Schrift versucht der Autor den Begriff „Mystik" in einfache Grenzen zu fassen, um dem Leser dieses Thema zugängig zu machen.

Die Wirkungen, die nach außen hin sichtbar werden, deren Ursachen hingegen im Verborgenen bleiben und wissenschaftlich nicht erklärbar sind, bezeichnen wir hier als „mystisch". Und die Lehre, die sich damit beschäftigt, jenes zu erfassen und zu benennen, was als solche verborgene Ursache wirkt, als Mystik.
Nimmt man beispielsweise einen Zaubertrick zur Verdeutlichung, dann stellt man sich meist verblüfft die Frage: „Wie kann das *sein*?" Nur weil die Ursache, „das Geheimnis" des Zaubertricks im Verborgenen liegt, „wundert" sich der Zuschauer über die Wirkung. Und so begreift man auch, warum man bei dem Begriff Mystik normalerweise an Wunder, Hexen und Zauberer denkt.

Aber im Grunde geht es in der Mystik, genau wie im Yoga und bei jeder anderen meditativen Übung, <u>nicht</u> darum, sich durch phantastische Vorstellungen angenehme Gefühle zu verschaffen, sondern um

das Bewusstwerden der eigenen Existenz im Menschenwesen.

Die Art und Weise, wie dieses Bewusstwerden geübt wird, heißt <u>Meditation</u> oder im christlichen Kontext <u>Kontemplation</u>.

Man übt, in sich gekehrt betrachtend zu verweilen,
losgelöst vom Willen, im eigenen Zentrum ruhend,
das dargebotene Innenspiel zu erfassen.

So sollte auch ein Yoga-Lehrer darauf bedacht sein, diesen meditativen Zustand mit Hilfe von Anleitungen im Training zu provozieren und dem Schüler Wege zu zeigen, sich zu selbständiger „innerer Versenkung" zu erziehen.

Wer geduldig Yoga übt und gelernt hat, eigenständig diese meditative Geisteshaltung bei seinen Übungen einzunehmen, wird automatisch irgendwann sein verborgenes mystisches Geistesland betreten.

So auch der Übende:
Er lernt, sein Innenleben wahrzunehmen und sich mystische Bilder zu erschaffen, um sich beispielweise „in die Mitte" zu bringen. Durch diese Art des Visualisierens gelangt er automatisch in seine Mitte und kann mit solchen Vorstellungen auch immer tiefere Entspannungsphasen erreichen.

Und hier sei nochmals betont. Dies gilt nicht nur für auserwählte, besonders intelligente oder genetisch disponierte Menschen, sondern für *jeden* Menschen - jeder ist dazu fähig. Genau wie einem Analphabeten die höhere geistige Fähigkeit, Lesen und Schreiben zu lernen, innewohnt, kann sie ihm doch „verborgen" sein. So kann auch jeder Mensch seine inneren, verborgenen und höheren geistigen Fähigkeiten erwecken, wenn er sich nur auf den Weg begibt, sie auszubilden.

Die erste Stufe der Befreiung

Oder: Die Vereinigung mit sich selbst

Um eine *klare Vorstellung* von mystischen Verhältnissen zu vermitteln, treten hier erst einmal deren „rätselhafte“ Wirkungen und ihre Ursachen im umgangssprachlichen Gebrauch in den Vordergrund.

Dem skeptischen Schüler könnte es enorm helfen, wenn er sich seine eigene „mystische Entwicklung“ einfach nur wie eine gewöhnliche „geistige Schulung“ vorstellt. Er würde so zu der Vorstellung gelangen, dass er „mentale Techniken“ zur Klärung der Rätsel und Wunder erlernt, die ihm im Alltag unmittelbar begegnen können.

Immer wenn man sich „wundert“ oder den Ausdruck „Das ist mir ein Rätsel!“ benutzen kann, zeigt sich, dass eine dem Betrachter ***verborgene, ursächliche Kraft*** wirkt, die jemanden bewegt, dies oder jenes zu tun. So bekommt beispielsweise der Zuschauer den Eindruck einer Art *Hellsichtigkeit*, wenn ein Kundiger anhand bloßer Betrachtung viele Krankheiten erkennt oder er wundert sich, wie Kopfschmerzen mit einer in die Hand gestochenen Akupunkturnadel vertrieben werden. Genau wie in einem Zaubertrick das Kaninchen sichtlich verschwindet, aber die ursächliche Kraft, wie bei einem Wunder, unsichtbar bleibt. Diese „magischen Kräfte“ sind Fertigkeiten, die durch das Üben von esoterischen oder meditativen Techniken entwickelt wurden. Es sind ausgebildete geistige und körperliche Fähigkeiten und keine Tricks, auf die sich diese unglaublichen Kräfte begründen.

Da die *Vereinigung mit sich Selbst* ein dem Menschen wesentliches Bedürfnis ist, hat auch der Meditierende auf der ersten Stufe seiner geistigen Entwicklung die Aufgabe, mystische Fähigkeiten durch meditative Techniken zu entwickeln, um zu sich *Selbst* zu gelangen. Jeder Mensch hat die Fähigkeit, „einig mit sich selbst“ zu sein, aber nicht jeder hat diese auch zur Fertigkeit ausgebildet.
Und so soll hier diese Entwicklung zu „der Befreiung des Geistes“ auf der ersten Stufe ***die Erweckung*** bzw. die ***Vereinigung mit sich selbst*** genannt werden.

Das Üben mit der Vorstellungskraft

Entscheidend für die Wirksamkeit eines effektiven Trainings ist:

Was denke ich während des Übens, was stelle ich mir vor und wo bin ich mit meinen Gedanken?

In den meditativen Übungen erweckt man sich seine neuen *Selbstkräfte* erst einmal damit, dass man sich eine konkrete Vorstellung vom „Loslassen" erschafft, indem man das Loslassen *real*, also körperlich, übt. Man lernt, den eigenen Körper von der willentlichen Steuerung des Atems und der willkürlichen Spannung der Muskulatur während des Trainings zu befreien.

Man übt körperlich, sich von Anspannung zu befreien, um geistig in der gleichen Art zu sich „selbst" zu kommen.

Und genau dies ist auch gemeint, wenn von „loslassen" oder „geistiger Befreiung" gesprochen wird. W*ovon* man sich denn überhaupt befreit, oder *was* man loslassen soll, ist dann meist die ungeäußerte Frage.

Ziel ist es, seinen Geist aus der Knechtschaft des eigenen Egos zu befreien, um ihn dann zu seinem Werkzeug zu machen.

Danach benutzt man *selbst* seinen Willen als „geistiges Werkzeug",

um willkürlich eigene Vorstellungen und Bilder zu erschaffen.

Es scheint eine herausragende menschliche Eigenschaft zu sein, dass man sich automatisch eine innere Vorstellung bzw. ein Bild eines jeden wahrgenommen Eindrucks erschafft, ohne auf einen „wirklichen" Sinneseindruck durch die Augen angewiesen zu sein.

Diese Imaginationskraft wohnt also jedem Menschen inne und wird auch ständig unwillkürlich im Alltag benutzt.

Das zeigt sich insofern, dass sich beispielsweise gesprochene Wörter im Bewusstsein des Zuhörers so zu sagen „verbildlichen", ohne dass der eigene Wille dies verhindern kann. Genau genommen, wird *unbewusst* ein Bild auswählt, welches das Wahrgenommene beschreibt. Man kann diesem Phänomen auch in der deutschen Sprache begegnen. „Kannst Du Dir vorstellen, wie ich mich fühle?", oder „Mach Dir doch einfach mal selbst ein Bild davon!" sind oft benutzte Redewendungen, die anzeigen, wie überaus wichtig die *Vorstellung*, das *Bild,* für die menschliche Wahrnehmung ist. Nun stellt sich die Frage: Welche Bilder soll ich mir denn jetzt konkret vorstellen, während ich übe?

Als erstes muss man zu einer *Vorstellung* der eigenen Körperzustände kommen, was nicht ohne Eingeständnis der eigenen Stärken und Schwächen möglich ist. Dies gelingt nur, wenn die Fähigkeit der „Selbsteinschätzung" in gesundem Maße ausgebildet ist.

Erst dann kann diese *Vorstellung* als erstes vages inneres „Selbstbild" das vom Ego erschaffenen „Image" in der persönlichen Selbstwahrnehmung ersetzen.

Vorstellungskraft in der Praxis

Versucht man also während des Trainings, sich auf seinen Körper zu konzentrieren, um dessen Zustände wahrzunehmen und *der Form* und *den Prinzipien* zu folgen, dann stellt man sich innerliche Fragen wie zum Beispiel: „Bin ich im Gleichgewicht?", „Stehe ich mittig?", „Bin ich hinter meinem Atem?", „Ist meine Wirbelsäule gerade?", „Welche Muskeln sind angespannt?" Als Resultat dieser Konzentration entsteht automatisch ein Bild als Vorstellung des Wahrgenommenen bzw. des Erspürten.

Im Gegensatz zu dem vom Ego erschaffen **Image**,
entsteht hierbei ein **Selbstbild**, nicht vom willentlichen „**Ich**"
erschaffen, sondern von einem „**Selbst**".

So erhält man durch die Fokussierung auf seinen Körper beim Üben im Yoga ein ungeschöntes „Bild", eine *Vorstellung* der eigenen körperlichen Verhältnisse. Durch den Mut zur objektiven „Selbsteinschätzung" werden die individuellen Stärken und Schwächen klar bewertet. Und da sich jeder Weg nur durch die Bestimmung von Anfangs- und Endpunkt definiert, muss dieses neue Selbstbild als Ausgangspunkt des eigenen heilenden Weges gesetzt sein.

Je objektiver die Wahrnehmung und je ehrlicher die Selbsteinschätzung,
desto deutlicher wird das eigene Selbstbild und desto sicherer der „heilende Weg".

Dieses Arbeiten mit der eigenen Vorstellungskraft soll hier als unumgängliches Mittel und wichtigste verborgene „geistige Fähigkeit" vorgestellt werden, durch die man sich - ist sie erst im beschriebenen Sinn zur Fertigkeit entwickelt - alle rätselhaften und heilenden Kräfte meditativer Bewegungsstile erschließen kann.
Anders als beim Üben mit der „meditativen Selbsteinsicht" (Introspektive), bei der sich durch die Beobachtung der eigenen körperlichen Verhältnisse automatisch Bilder im Bewusstsein erschaffen, werden beim Üben mit der „mystischen Vorstellungskraft" (Imaginative) zusätzlich unreale Bilder willentlich erschaffen.

Was beim „mystischen Üben" geheimnisvoll anmutet, ist die Tatsache, dass man sich Bilder erschafft, die *eigentlich* nichts mit der „Wirklichkeit" zu tun haben und trotzdem reale Wirkungen erzeugen sollen.

So auch der Übende:
Er stellt sich z. B. eine Kugel vor, die er mit den Händen dreht (imaginativ). Dabei muss es ihm gelingen, die Realität - es existiert ja gar keine Kugel - (mystisch) völlig auszublenden, um die imaginäre Kugel mit seinen neu entwickelten inneren Sinnen wahrnehmen und ermessen zu können (introspektiv).

Auf die neuerliche Entwicklung dieser Fähigkeit, seine äußeren Sinneswahrnehmungen auszublenden, begründet sich der Fortschritt in den Meditativen Künsten. Die neuen, höheren Ermessenskräfte zeigen sich nach außen dem Schüler dadurch, dass seine Schätzungen und Einschätzungen neuerdings ein auffallend hohes Maß an Treffsicherheit hervorbringen. Benutzt er weiter diese neu entwickelten inneren Sinnesorgane, so spürt er, wie er immer lieber und lieber auf die Wahrnehmung seiner inneren Sinne vertraut. Aber Vorsicht, diese Art der inneren, übersinnlichen Bewertung der Dinge muss dem normalen, sinnlichen Betrachter ein Mysterium sein. Besonders dann, wenn sich der Verlauf oder die Wirkung der Dinge im vorhergesagten Sinne gestalten.
Da die Wahrnehmung und das Arbeiten mit „inneren Bildern", fernab unserer 5 Sinne erfolgen, kann man die Kultivierung dieser Imaginationskräfte als „übersinnliche Fertigkeit" bezeichnen. Diese Kräfte als „übersinnlich" oder „mystisch" zu benennen, mag dem Schüler anfangs ein wenig befremdlich erscheinen.

Dieses Gefühl legt sich aber schnell, denn auch der Europäer trägt durch seine christlich-mystischen Wurzeln diese Imaginationskräfte als Anlage in sich. Man muss sich also nur wieder daran gewöhnen, imaginären und somit „unrealen" Vorstellungen und Wahrnehmungen zu vertrauen.

So erklärt sich auch, dass die Übungen bzw. die Figuren in den östlichen Bewegungskünsten oft bildhafte Namen haben, wie zum Beispiel „Kobra", „Brücke", „Stehen wie ein Baum" oder „Der Kranich breitet die Flügel aus".

So versucht man sich während des Übens vorzustellen, wie man selbst, als Kranich verkleidet, seine Flügel ausbreitet, und „füllt" die Übung mit dieser unrealen mystischen Vorstellung „aus".
Je mehr die Übung mit solcher Vorstellungskraft gefüllt wird, desto „andächtiger" lässt sie sich auch ausführen. So entsteht auch der Eindruck, dass Tai Chi Chuan Übende sich in „Zeitlupe" bewegen.

Im stillen Chi Kung (Zhang Zuan) beispielsweise erlischt die Bewegung scheinbar völlig und es sieht aus, als ob der Übende nichts weiter tut, als herumzustehen. Dem ist aber nicht so.
Er füllt die Übung „Stehen wie ein Baum“ mit der Vorstellung „Ich stehe wie ein Baum“ und versucht, das Wesen eines Baumes (mit den Wurzeln stark und fest in der Erde verankert, mit dem unteren Stamm unbeweglich und stabil, nach oben hin zunehmend elastischer, und zum Wipfel hin immer flexibler und beweglicher) zu verinnerlichen. In dieser Vorstellung benutzt er dann seine Körperwahrnehmung, Körperkontrolle und Haltung, um sich letztlich wie ein Baum „zu fühlen“.

Analog stellt man sich beim ersten Tibeter (dem Kreisel), einen Kreisel vor und verinnerlicht dessen Wesen (das Kreisen um die eigene Mitte bzw. Mittelachse), um sich dann letztlich auch wie ein Kreisel zu drehen,
Fazit:

Dadurch, dass man sich nicht nur körperlich bewegt, sondern auch gleichzeitig geistig bildhafte Vorstellungen in die Übungen einfließen lässt, erheben solche Übungen den Anspruch, eine ganzheitliche Therapieform zu sein.

So sind auch ganzheitliche Effekte und Wirkungen zu beobachten.

- Der Körper wird gesünder.
  Die Beweglichkeit nimmt zu, Schmerzen lassen nach und Drüsen- und Organsysteme arbeiten zuverlässiger.

- Der Geist wird ruhiger.
  Die Gedanken werden geklärt, Räderwerk und Grübeln werden gebremst, Stresssymptome reduziert und Nerven balsamiert.

- Die Seele wird befriedet.
  Ideale fallen, Prioritäten wechseln, Wertesysteme ändern sich und das Gefühl von „Glückseligkeit“ wird stärker.

Die Kraft der Gedanken

Wie in diesem Buch behauptet, soll ja das traditionelle bewusste Üben mit Hilfe der Vorstellungskraft effektiver sein, als die moderne Herangehensweise. Betrachtet man heutzutage Menschen, die im Fitness-Studio üben, stellt man fest, dass deren Aufmerksamkeit überall ist, nur nicht bei sich „selbst". Sie reden mit den Nachbarn, blättern in Illustrierten, hören Musik oder schauen fern. Aber auch in vielen angeleiteten Kursen ist der Übende meist damit beschäftigt, den Kursleiter zu beobachten und nachzahmen, statt, wie in dieser Schrift gefordert, die Aufmerksamkeit bei „sich selbst" zu lassen.

Da der Autor Anhänger der alten mystischen These „Geist herrscht über Materie" ist, behauptet er nun:
Schafft man es, während man trainiert die Gedanken auf sich selbst oder die Bilder, die in einem selbst entstehen, zu fokussieren und sich nicht ablenken zu lassen - geschweige denn sich absichtlich selbst abzulenken -, dann potenziert sich die Wirkung körperlicher Übungen um ein **Vielfaches**. Und dabei spielt es keine große Rolle, welcher Art die Übungen sind, Hauptsache, man bewegt sich in innerer Versenkung.

Das idiomotorische Gesetz

Dieses Gesetz besagt, dass alleine der bloße Gedanke an eine Bewegung automatisch eine minimale körperliche Bewegung auslöst.

Mittlerweile ist das idiomotorische Gesetzt wissenschaftlich bewiesen. Denn man baut schon Arm-Prothesen, die diese Erkenntnis nutzen. Der Prothesenträger stellt sich im inneren ein Bild der Bewegung vor und der Arm führt diese Bewegung dann auch tatsächlich aus.
So kann man dies als wissenschaftlichen Beweis dafür werten, dass die eigenen Gedanken gezielte körperliche Reaktionen hervorrufen.

Mystifizierung und Entmystifizierung

Tägliches Üben fernöstlicher Bewegungskünste kann zu stärkeren körperlichen Kräften und höheren geistigen Fertigkeiten führen, die als *unfassbare* Körperbeherrschung, *unglaubliche* Hellsichtigkeit oder *übermenschliche* Kraft in die Außenwelt scheinen.
„Geist herrscht über Materie!“, so erklärt eine alte Meisterlehre diese Phänomene.
Dass ein geübter Yogi die Fähigkeit hat, sich nach Belieben ins Koma zu versetzen oder Blutungen unterdrücken kann, ist der Wissenschaft genau so ein Mysterium, wie dem Analphabeten die Fertigkeit des Lesens und Schreibens.

Obwohl jedem Menschen diese geheimnisvollen Fähigkeiten innewohnen, hat sie doch nicht jeder zu Fertigkeiten ausgebildet. Und dies nur aus einem einzigen Grunde:

Weil er es nicht geübt hat.

Von meditativen Bewegungen

Meditation ist eine von vielen östlichen Kulturen ausgeübte geistige Praxis, bei der man sich durch Konzentrationsübungen innerlich sammelt und erfährt. In unserer Kultur wurde diese Praxis in den christlichen Lehren einst als „Kontemplation" bezeichnet.

Umgangssprachlich wird unter Meditation das bloße Sitzen und dabei „nichts denken", wie es. im Zen praktiziert wird, verstanden. Nun, man muss nicht unbedingt seine Achtsamkeit und Konzentration auf seinen Geist, das Denken, legen, um zu meditieren. Man kann beispielsweise auch eigene Themen (Mantras) oder seinen Körper in gleicher Weise *verinnerlichen.* Meditation erfordert lediglich die Achtsamkeit auf sich „selbst", auf welchen Teil, ist dabei unerheblich. Ob durch Fokussierung auf den Geist, die Seele oder den Körper eine innere Schau betrieben wird ist gleichgültig, da ja jeder Teil gleichsam von dem eigenen „Selbst" durchdrungen wird.

Dieser körperliche Teil des „Selbst" wird in den meditativen Bewegungskünsten benutzt, um innere beschauliche Sicht zu betreiben. Da *Geist* und *Seele* nicht unbedingt Begriffe sind, die sich dem modernen Menschen, sei es durch Erziehung, Bildung oder Besinnung, erschlossen haben, bietet sich für den Europäer gerade der eigene *Körper* als Objekt zur Meditation an.

Der moderne Abendländer hat selten eine genaue Vorstellung von Geist und Seele, aber kann sich oft sehr gut das eigene Körperinnere vorstellen. Vor allem anatomische Zeichnungen des menschlichen Körpers sind extrem hilfreich, wenn ein *Bild* als Vorstellung vom eigenen Körperinneren auf Anhieb für die meditative Betrachtung parat stehen soll. Und falls diese anatomischen Bilder dem Übenden nicht geläufig sein sollten, fällt es ihm wesentlich leichter, diese nachträglich zu verinnerlichen, als sich eine genauere Vorstellung vom Innenleben des Geistes oder der Seele zu erschaffen.

So beschreibt auch Eugen Herrigel in seinem Buch „Zen in der Kunst des Bogenschießens" wie er in vielen Fehlversuchen scheiterte, sich dem Zen auf gleiche Weise zu nähern, wie es der Asiat durch „bloßes Sitzen" (Za-Zen) tut. Er war gezwungen, den körperlichen Weg über den „kleinen Umweg" der Zen-Künste zu beschreiten. Durch das Erlernen von Kyudo, der japanischen Kunst des Bogenschießens, gelang es ihm schließlich doch noch dem *Zen* bzw. dem *Sinn* zu begegnen.

Ähnliche Erfahrungen haben auch unseren Autor davon überzeugt, dass der Umweg über die Entwicklung der „Körperbeherrschung" in den meditativen Künsten der Königsweg für den Europäer ist, zum „Sinn" bzw. zu sich „Selbst" zu kommen, oder sich den verborgenen Kräften in seinem eigenen Innern zu nähern.

Man kann nur schwer zu einer ausreichenden Begrifflichkeit über Meditation oder meditative Bewegungen gelangen, ohne sich, wie anfangs vorgeschlagen, von den „Hokuspokus-Behaftungen", die auch an dem Wort „Meditation" kleben, zu lösen.

Alles was der Übende an Wissen über solch unbekannte Wege zu geistiger Entwicklung mitbringt, ist zu verwerfen, um den inneren Kräften in der Meditation gewahr zu werden.

„Das Glas muss leer sein, um es neu zu füllen", würde ein Zen-Meister sagen.

Das „Wissen" um mystische Effekte entspringt wohl bei dem unkundigen Schüler aus Vorurteilen, Aberglaube und Missverständnissen. Er hat eine bestimmte, „gewisse" Vorstellung von den geheimnisvollen und heilenden Effekten, die auf seiner „inneren Reise" zu erwarten wären. Diese Vorstellung erlebt sich aber in deren Bewusstsein als ein schwummriges Bild aus Hokuspokus, Zauberei und jede Menge Geheimnisvollem. Von dieser Erwartungshaltung sollte sich der Übende befreit wissen, um auf dem inneren geheimen Pfad Erträgliches zu erkennen.

So sollte jeder, der ernsthaft meditative Übungen anstellen will, sich einen Begriff erschaffen, einen „Namen“ für diese Kräfte, die der Außenwelt nicht sichtbar scheinen. Z. B das Seltsame, das Unbekannte, das Wundersame, das Verborgene, das Mystische, das Okkulte, das Magische oder das Rätselhafte. Diesem Begriff sollten so wenig wie möglich Assoziationen entgegenstehen. Dieser „Name“ muss *unbelastet* sein, um höchste Unbefangenheit zu gewährleisten. Dann werden die verborgenen mystischen Kräfte einem in der Meditation unweigerlich begegnen, ob man will oder nicht.

Gesagt soll noch sein, dass sich dem Autor dieser „geheime Pfad“, von dem in dieser Schrift berichtet wird, unbewusst erschlossen hat, also ohne spezielle Erwartungen an eine geistige Entwicklung. Diesen Pfad erschloss er sich nur dadurch, dass er durch das tägliche zehnminütige Üben der 6 Tibeter in seinem Alltag ein neues Gesundheits-Ritual erschuf. Vergleichbar dem täglichen Zähneputzen, opferte er Zeit und Aufmerksamkeit zur Gesundung seiner Wirbelsäule.
Dieses Ritual wiederum erzeugte in seinem Unterbewusstsein ein Meditations-Muster, eine Technik, die ihm schließlich den geheimen inneren Pfad und die mystischen Heilkräfte der Gedanken erschloss.

Es soll an dieser Stelle die Vorwegnahme der *geheimen Entwickelung* des Übenden Genüge getan sein und sich wieder um Er*klärung* des Begriffes Meditation bemüht werden.

Ein meditativer Zustand muss nicht unbedingt gewollt sein, es kann auch ein Augenblick höchster Konzentration oder tiefer Versenkung sein. Oder er kann sich durch innere Fokussierung in körperlichen Ritualen, wie oben schon erwähnt, einfach „einschleichen“.

Die Geheimnisse der Meditation enthüllen sich dem Übenden besonders dadurch, dass er erst seine geistige Fähigkeit, *„nichts zu wollen, an nichts zu denken und nichts zu erwarten“*, zu der Fertigkeit des Loslassens und dann die Fähigkeit, *„abwarten zu können, was passiert“*, zu der Fertigkeit des Geduldens ausbildet.

Vereinfacht gesagt, beruht Meditation darauf, die äußere Sinneswahrnehmung *sein zu lassen,* um auch *davon lassen* zu können, sich abzulenken und zu zerstreuen. Einzig und alleine die innere Wahrnehmung gilt es geduldig abzuwarten und gegebenenfalls festzuhalten.

Später wird dann dieses „willkürliche Loslassen“ als Universalmittel erkannt, dass zum „Lösen“ einer „Aufgabe“ nützt oder gar zur „Lösung“ führt. Diese Fertigkeit kann in allen anderen Lebensbereichen analog angewendet und später sogar als „Lebensgut“ empfunden werden. Man kann beispielsweise den Gedanken an einen fernen Termin erst dann „loslassen“, wenn er in einem Terminbuch nieder geschrieben ist.

Dies ist eine der vielen Möglichkeiten aus unserem Alltag, bei denen die Fähigkeit des „Loslassen“ unbewusst benutzt wird und jetzt als neu gewonnene mystische Kraft nützlich werden kann, um in jeder Situation wieder „den Kopf frei“ zu bekommen. Diese, den Anderen verborgene neue Fähigkeit kann fortan wie ein Werkzeug genutzt werden, um egal wann und wo

„Platz zu schaffen“, Platz für Neues.

So auch der Übende:
Er übt mit den 6 Tibetern täglich meditativ *körperlich* „das Loslassen“, um auch *geistig* „das Loslassen“ als heilendes Muster zu manifestieren.

So könnte der Westler sich Meditation vorstellen und besser begreifen:

**Man konzentriert sich nicht darauf, was man erreichen will, sondern was man loslassen kann.
Der Rest passiert von „selbst“, wie ein Wunder.**

Erste Schritte

Hat man sich in dieser Weise durch körperliches Training ein Meditations-Ritual erschaffen und wird dies in angemessener Weise wertgeschätzt, dann ist man an dem Punkt angelangt, an dem die ersten „Früchte“ geerntet werden können. Wenn man nun durch das meditative Bewegen gelernt hat, sich zu konzentrieren und Ablenkung und Zerstreuung zu meiden, dann wird sich dies im Alltag insofern zeigen, dass durch die Fertigkeit des „Loslassens“ die Erschaffung dieser mystischen Kräfte als eine Art *gesteigerte Lösungsfähigkeit* in die Außenwelt scheint.

So auch der Übende:
Er benutzt im Alltag seine neu erworbene *Fertigkeit des Loslassens* insofern, dass er sich z. B. aus der Idee

„Selig ist, wer vergisst, was nicht mehr zu ändern ist!“

ein mystisches Ideal erschafft, das ihm neue ungeahnte Lösungskräfte in Form von Lösungsansätzen und Lösungsmöglichkeiten beschert.

Man erlebt diese Kräfte im „Inneren“ auf eine Weise, dass man die neuen verstärkten geistigen Fähigkeiten der Zentrierung, des Loslassens, des Geduldens und der ungeschönten Bewertung nun als eigene „Geisteshaltung“ wahrnimmt. Dies zeigt sich daran, dass man beginnt, die Zeit, die man alleine mit sich „selbst“ verbringt, wertzuschätzen und lieb zu gewinnen. Ein seltsames „bedächtiges“ Handeln im Alltag wird aufällig und es wundert einen selbst dass plötzlich Ablenkung und Zerstreuung in der „freien Zeit“ zur Nebensache werden.

Über sich selbst und seine Verwicklungen in die Welt zu reflektieren und genaue Beobachtungen anzustellen, schleicht sich als „Muster“ in das Unterbewusstsein an die Stelle, an der vorher das Muster war, dass den Übenden zur Ablenkung und Zerstreuung genötigt hat.

Durch Loslösung zur Lösung

„Vom Ich zum Selbst, vom Haben zum Sein, Freimachen, Loslassen, in sich gehen, Ankommen, die Mitte finden, Loslösen, zu sich finden und Meditieren“ - dies sind alles verschiedene Begriffe, die denselben Vorgang beschreiben, bzw. fordert jede Umsetzung solcher Vorhaben erst einmal die Entwicklung einer ungenutzten ganzheitliche Fähigkeit.

Die Fähigkeit zur Lösung vom eigenen Willen.

Dies ist das mystische Ziel, das jeder Übenden auf der ersten Stufe seiner geistigen Befreiung zu erreichen sucht. Dieses Trennen vom eigenen Willen wird in dieser Anleitung durch das Üben mit dem „willenlosen Atmens“ provoziert. So kann man beim Üben mit den 6 Tibetern diese Trennung vom Willen körperlich und real spürbar machen, indem man sich von der willkürlichen Steuerung des Atems löst.

Hat man erst diese Trennung durch die Fertigkeit des „freien Atmens“ verinnerlicht, beginnt man unbewusst und parallel, auf geistiger Ebene, sich auf gleiche Wiese vom eigenen Willen immer mehr zu lösen. Diese Entwicklung zeigt sich ganz praktisch, wenn der Schüler beginnt, seine Lösungs-Fähigkeiten im Alltag in ähnlicher Weise wie im Yoga-Training anzuwenden. Probleme und Konflikte werden dann anders angegangen.

Denn durch das ständige körperliche Üben des „willenlosen“ Atmens bilden sich unbewusst auch neue geistige Lösungsfähigkeiten aus. Eine solche neue Struktur zum Erreichen einer Lösung durch „lösen vom eigenen Willen“ könnte dann im Alltag wie folgt aussehen:

Was will ich überhaupt erreichen oder wo will ich eigentlich hin?
Ich schule meine Selbstwahrnehmung.

Bekomme ich meinen Willen jetzt nicht, dann lasse ich dies Wollen sein. Ich schule meine Selbstkontrolle.

Ich habe gelernt, zu erwarten meinen Willen nicht zu bekommen.
Ich schule meine Haltung.

Diese Fähigkeit, sich vom Willen zu lösen, um zu einer Lösung zu gelangen, führt später dann zu einer ganz anderen Art des Wollens. Und dieses Wollen hat nicht selten zum Ergebnis, dass man scheinbar zufällig, oder durch einen glücklichen Umstand, dann doch noch „seinen Willen bekommt".

Diese Haltung des „willenlosen Wollens" manifestiert sich durch das tägliche Üben mit dem „freien Atmen" ebenso, wie man im Straßenverkehr automatisch lernt, rechtzeitig zu bremsen, auch ohne darüber nachdenken zu müssen. Durch das ständige Wiederholen wird das Bremsen, genau wie das „willenlose Wollen", zur persönlichen Haltung.

Ein Vorgang der anfangs willentlich geschieht, wird durch ständiges Wiederholen unwillkürlich bzw. unbewusst zum eigenen „Verhaltensmuster", das auch jenseits des Körpers Wirkung in Geist und Seele zeigt.

So auch der Übende:
Durch das tägliche Üben, den Atem von der willentlichen Steuerung zu lösen, übt er sich im „Nicht-Willentlichen".

Er spürt so allmählich, ganz praktisch,
seine Trennung vom willentlichen „Ego",
hin zur Führung durch sein unwillkürliches „Selbst".

Von Wunsch und Bedürfnis

Wie übe ich nun praktisch diese Trennung von „Ego“ und „Selbst“? Als erstes muss eine grundsätzliche Differenzierung der eigenen Bedürfnisse erfahren werden:

Einerseits gibt es das, was der Körper braucht (körperliches Bedürfnis), was die Seele braucht (soziales Bedürfnis) und andererseits das, was der Kopf will (Wunsch). Als erstes, und das ist hier wesentlich, gilt es, die Bedürfnisse unseres Willens (Ego), also die Wünsche, von den Bedürfnissen unseres Körpers (Selbst) unterscheiden zu lernen.

Zur Verdeutlichung soll hier eine stark vereinfachte Darstellung geboten werden, die es dem Leser leichter machen soll, das Verhältnis von „Ich” und „Selbst”, wie es in Geist, Körper und Seele wirkt, im Sinne dieser Schrift zu begreifen.

Mit dem „Ich” ist alles gemeint, was willentlich gesagt, getan oder gedacht wird, also alles, was durch den Willen gesteuert oder wahrgenommen werden kann. Das „Ich”, oder besser Ego, wirkt durch das „Was ich will?“ und das „Selbst” wirkt durch das „Was brauche ich?” in die Außenwelt.
Mit dem „Selbst”, um das es bei jeder Art von Selbstfindung geht, ist alles gemeint, was unwillkürlich entsteht bzw. automatisch dargebracht wird. Der Begriff „Selbst” meint alles, was geschieht, auch ohne dass man es „will”, wie Emotionen, soziale Bedürfnisse, körperliche Bedürfnisse usw.
Wenn man eine Metapher aus unseren eigenen alten mystischen Geheimwissenschaften benutzen möchte, so würde man sagen, dass es in dem mystischen Unterfangen, seinen Geist vom eigenen Willen zu befreien, vor allem darum geht, wieder Kind zu werden. Denn das Neugeboren besitzt noch kein Ego. Es ist ganz *selbst* und äußert erst einmal nur seelische bzw. soziale Bedürfnisse, die völlig ohne das *Ego* entstanden sind.

Das Kind „will“ nur das, was es *braucht*. Je älter es wird und sein Ego sich entwickelt, desto eher äußert es Wünsche, die von seinem Ego motiviert wurden. Das Kind verlangt dann eben nicht mehr *nur* noch das, was es auch wirklich braucht. Es „will“ länger fernsehen, doch eine gute Mutter weiß, was es wirklich „braucht“, nämlich Schlaf. Es „will“ immer nur Schokolade und Pizza essen, aber es „braucht“ Mineralien und Vitamine.

Als wir Kinder waren, hatten wir jemanden, der aufgepasst hat, dass wir nicht den eigenen Willen vor unsere körperlichen und seelischen Bedürfnisse stellten. Unsere Eltern. Als wir erwachsen wurden, sollten uns eigentlich die alten Lehren und Religionen die gleichen Vorgaben und Ideale liefern wie unsere Eltern. Eine Vorgabe ist seit Jahrtausenden immer die gleiche:

Das Leben eben nicht am eigenen Willen auszurichten.

Solchen traditionellen „Geboten“ ist der Erwachsene früher in seinem Leben und Handeln *freiwillig* gefolgt, quasi als leitende Struktur. Einer Religion oder traditionellen Lehre, wie dem Yoga, zu folgen, kann dem Betroffenen alte Werte und Ideale wieder neu erschließen.
So kann dann eine neue eigene Lebensphilosophie enstehen, die sich eben nicht auf die Bedürfnisse des Egos gründet. Durch die Philosophie des Yoga entsteht eine neue Lebensweise, die den eigenen körperlichen und seelischen Bedürfnissen auch wirklich genüge tut.

Und dieser freiwillige, „vom Willen befreite“, Umgang mit den eigenen körperlichen und sozialen Verhältnissen begründet dann die eigene mystische Geistesentwicklung genauso wie auch alle die unglaublichen „Selbstheilungen“.

Dass wir heutzutage unserem *Ego* viel näher stehen als uns *Selbst*, zeigt sich auch daran, dass wir uns zurück an unsere Kindheit erinnern müssen, um das Gefühl, „ganz bei sich selbst zu sein“, überhaupt noch einmal zu vergegenwärtigen. Manch einem wird dadurch gewahr, dass dieses Gefühl beim Älterwerden verloren zu gehen scheint.

Durch das Üben von Yoga entsteht wieder dieses Gefühl von Struktur und „Verwurzelung“ und veranlasst den Yogaschüler, seine alte, aus dem persönlichen Ego entstandene, Lebensphilosophie langsam zu verwerfen und sich wieder nach traditionellen Werten und Vorgaben zu richten. Den Werten zu folgen, die eine traditionelle Lehre, wie sie das Yoga ist, vorgibt, soll uns wieder diese Struktur und den „Halt“ zurückbringen, den uns früher unsere Eltern gaben, um wieder ganz „Kind sein“ zu können.

Die Bedürfnisse des Egos (das was ich will) zu befriedigen, ist dem von Krankheit und Sorgen geplagten Abendländer kein Mysterium und bedarf deshalb hier wohl keiner weiteren Erklärung. Den Bedürfnissen des „Selbst” (das was ich brauche) wird hingegen ungleich weniger Aufmerksamkeit gewidmet, da diese Bedürfnisse meist in direktem Konflikt zu dem, was das Ego will, stehen. Dieses Missverhältnis der Bedürfnisbefriedigung zu Gunsten des Egos lernt der Übende, zu regulieren und es nicht wie gewohnt durch die eigenen psychischen Abwehrmechanismen zu verdrängen oder zu verleugnen.

So ist hier die These gestellt:

Alle Ebenen im Menschen (Geist/Körper/Seele) äußern Bedürfnisse, deren Nichtbefriedigung zu Krankheit und Unglück führt.

Krankheit und Unglück entstehen also durch die Nichtbefriedigung der Bedürfnisse des „Selbst”. Folglich muss die Befriedigung dieser Bedürfnisse zu einer ganzheitlichen Gesundung führen. Dem steht allerdings die persönliche ***Gewohnheit***, nur die Bedürfnisse des Egos, also die eigenen Wünsche, wertzuschätzen, als scheinbar unüberwindbares Hindernis im Wege.

Also besteht die frühe Aufgabe des Schülers darin, sich von dieser Gewohnheit zu lösen, um das Missverhältnis der eigenen Bedürfnisbefriedigung offen anzuschauen, um es später auch dementsprechend ausgleichen zu können.

So auch der Übende:
Er lernt als erstes, seine körperlichen Bedürfnisse wahrzunehmen, um ihnen dann auch nachkommen zu können. Wie z. B. während der Übungen im Gleichgewicht zu sein oder einem ruhigen und fließendem Atem zu folgen.

Genau wie die körperlichen Bedürfnisse werden unbewusst auch die seelischen bzw. sozialen Bedürfnisse dem Schüler immer anschaulicher. Während der meditativen Bewegungsübungen selbst ist aber erst einmal „nur" auf die *körperliche* Bedürfnisbefriedigung zu achten. Denn die Wertschätzung und Regulierung der *seelischen* Bedürfnisbefriedigung wird durch meditative Übungen unbewusst ausgelöst - auch ohne direkte Ausbildung.

So erkennt man dann, dass der Mensch außer körperlichen auch seelische Bedürfnisse nach sozialen Bindungen und Einheiten hat. Und zwar nach der Einheit mit sich selbst, seiner Familie, seinem Volk und letztlich der ganzen Welt.

Und deswegen werden auch hier diese Einheiten zum Benennen der „Vier Entwicklungsstufen zur Selbstbestimmtheit" benutzt.

Vom Nicht-Ich zum Selbst

Oder: Die Metamorphose

Ist solche Wertschätzung für die Bedürfnisse des Körpers in ausreichender Weise zur inneren Haltung geworden, dann hat man die größte Anstrengung auf dem inneren geheimen Pfad vollbracht. Auf diese Weise kann man wie von selbst zu einer Vereinigung von „Selbst“ und „Ego“ gelangen und erfährt damit nicht nur Gesundung, sondern auch wieder das Gefühl „*Ich selbst*“ zu sein.

Die Bedürfnisse des „Selbst“ sind am einfachsten am eigenen Körper zu veranschaulichen, weil sie dort sichtbaren nichtwillentlichen Prozessen unterworfen sind. Ob man Hunger spürt, lästige Schweißausbrüche hat, schläfrig ist oder emotional erregt ist, das alles passiert ohne das Ego, ohne dass man es „will“. Das Entstehen dieser Bedürfnisse ist unwillkürlich, aber das Befriedigen derselben unterliegt sehr wohl der eigenen Willkür, also dem Ego.

Körperliche Bedürfnisse können bis zu einem gewissen Maß unterdrückt werden, fordern dann aber immer irgendwann ihren Tribut. Je wichtiger das körperliche Bedürfnis, desto schwerer hat es der Wille, es zu unterdrücken. Verdauung und Schlaf stehen hier ganz vorne. Dies entspricht der ganzheitlichen medizinischen Sicht, dass keine wirkliche Genesung möglich ist, ohne dass diesen beiden körperlichen Bedürfnissen in befriedigendem Maße Rechnung getragen wird.

Wie übt man nun, wieder mehr den Bedürfnissen des „Selbst im Körper“ nach zu kommen?
Als erstes soll aus der Idee ein Ideal werden. D. h. die Idee oder die Erkenntnis, dass man ohne seinen Körper letztlich auch seinem Willen nicht mehr frönen kann, erschafft einem ein neues Ideal:

„Mein Körper ist mein Tempel.“

Das Wort Tempel impliziert schon eine gewisse Art der Demut gegenüber dem „Wunderwerk“ des menschlichen Körpers. Demütig, mit einem vom Willen befreiten Geist fällt es dem Schüler leichter, den ersten und gewaltigsten Vorgang zu initiieren, der in Richtung seiner eigenen ganzheitlichen Entwickelung, ansteht. Und zwar seine geistige Verwandlung. Oder mystisch gesprochen.

Die Metamorphose,
Unterdrückung verwandelt sich in Wertschätzung.

Nach dieser mystischen Metamorphose werden die eigenen Bedürfnisse des Körpers und der Seele so präsent, dass sie nicht mehr unterdrückt, sondern unweigerlich in hohem Maße wertgeschätzt werden. Hat man sich in der Weise gewandelt, dass die Bedürfnisse des Körpers bzw. von einem „selbst“ in angemessener Weise wertgeschätzt werden, stehen einem alle Türen zu ganzheitlicher Entwicklung offen.
Man ist, mystisch gesehen, erwacht. Der Weg ist jetzt so geebnet, dass man praktisch gar nicht mehr daran vorbeikommt, an Körper, Geist und Seele zu gesunden. So bekommt man letztlich auch das Gefühl, durch die Wertschätzung seiner eigenen körperlichen Bedürfnisse endlich zu sich „selbst“ zu kommen.

Wie initiiert man nun diese Verwandlung? Wie übe ich, mein Ego zu überwinden? In den 6 Tibetern und anderen östlichen Bewegungskünsten übt man dieses „Loslassen vom eigenen Willen“ durch das Loslassen der Atmung und der willkürlichen Muskulatur. Der Übende entspannt die willkürliche Muskulatur und folgt mit seinen Bewegungen dem losgelösten Takt seiner unwillkürlichen Atmung. Er folgt während des Trainings dem „Selbst“ und nicht seinem Willen, dem „Ego“.
Dadurch, dass er mit seiner Bewegungsgeschwindigkeit willentlich dem von willkürlicher Steuerung befreiten Atem folgt, gelangt der Schüler irgendwann an den Punkt, an dem er das Befriedigen körperlicher Bedürfnisse als überaus wohltuend empfindet. Er beginnt nun langsam, in seinem eigenen Wertesystem die Bedürfnisse des Selbst vor die seines Egos zu stellen.

An dieser Stelle angelangt, hat nun der Schüler die Chance, sich geistig zu befreien, um das erste Mal „wahre“ Freiheit mystisch zu spüren.

Man befreit sich „selbst“ aus der Knechtschaft des eigenen Willens, des „Egos“, dadurch dass man davon „lässt“, seinem Willen zu folgen. In der Praxis wird dieses „Loslassen“ ständig körperlich geübt, und zwar dadurch, dass man willentlich seine Muskulatur „loslässt“, um sich so entspannt und so „aufrichtig“ es geht, zu bewegen.

Hiermit ist gleichzeitig auch erklärt, dass „Entspannung“ das Ergebnis von „Loslassen“ ist. Oder mystisch gesagt, die Entspannung ist das Werk, das zu verrichten ist und das „Loslassen“ ist das passende Werkzeug dazu, mit dem umzugehen erst erlernt werden muss. Sich aus der Knechtschaft des Willens zu befreien, ist mühsam und erfordert regelmäßige Augenblicke innerer Versenkung, die durch das tägliche zehnminütige Yoga-Üben der 6 Tibeter gewährleistet sind.

Hat man sich erst aus der Knechtschaft seines Willens befreit und sich durch die Metamorphose gewandelt, geht der nächste Schritt fast von alleine. Denn ist man „selbst“ nicht mehr seinem Willen unterworfen, bietet sich nun die Gelegenheit, den eigenen Willen durch sich „selbst“ zu beherrschen.

Und so nutzt der Schüler fortan den eigenen Willen für sich „selbst“, und er „selbst“ wird nicht mehr von seinem Willen benutzt.

Er spürt jetzt das erste Mal „wahre Freiheit“ und wird vom Knecht zum Herrn. Zum Herrn über seinen eigenen Willen.

Die Wörter und ihre Bedeutung

Es darf hier nicht unerwähnt bleiben, dass der Autor nach langjährigem Yoga-Training gelernt hat, sich seiner eigenen westlichen Wurzeln in der Weise zu bedienen, dass er neuerdings Mystik, deutschsprachige Weisheiten und Redewendungen nutzte, um die durch Meditation neu entstandenen mystischen Geisteskräfte zu erklären und zu fördern.

Dabei stieß er auf die Lehren der Alten Deutschen Mystiker, speziell auf die Meister Eckharts. Diese Texte konnten aber dem Autor durch ihre schwer verständlichen, „GOTT-lastigen" Formulierungen keine Anleitung oder Erklärung für das Entstehen der mystischen Geisteskräfte liefern. Aber gleichzeitig wuchs sein Interesse an alten deutschen Märchen und Sagen, in denen es um Zauberei und Hexenwerk geht. In einem Zustand tiefer innerer Versenkung über eben dieses Thema fiel ihm plötzlich eine seltsame Aufforderung in das Bewusstsein.

„Gib den Dingen Namen!"

Als er diese Aufforderung klar vor seinem geistigen Auge erkannte, fiel es ihm wie Schuppen von den Augen. - Klar, in allen Sagen und Märchen von Rumpelstilzchen bis Harry Potter, die etwas mit Mystik und Zauberei zu tun hatten, wurde das ‚mit Namen benennen' immer irgendwie merkwürdig auffällig gewichtet - „Ach wie gut dass niemand weiß, dass ich Rumpelstilzchen heiß" und „Nur die Personen haben Angst vor Lord Voldemort, die seinen Namen nicht nennen", kann man hierzu als Beispiele für diesen seltsamen Umgang mit „Namen" anführen.

Durch diese Entdeckung erkannte der Autor plötzlich ein seltsames, geheimnisvolles Verhältnis der Wörter und ihrer Bedeutung.

Nämlich die unglaubliche Wirkung der Namensgebung auf jegliche Art von Machtverhältnissen.

Rumpelstilzchen hat nur über diejenigen Macht, die seinen Namen nicht **kennen,** und nur diejenige haben Angst vor Lord Voldemort, die seinen Namen nicht **nennen**.

So gibt also das „Nicht-Benennen" von jemandem oder etwas demjenigen Macht über uns. Folglich muss das „Benennen" von jemandem oder etwas uns von deren Macht befreien.

Die daraus resultierende Erkenntnis, dass man durch das Benennen von Dingen sich von deren Macht befreien könnte, ließ unseren Schreiber nicht mehr los. „Sollte es denn wirklich so einfach sein?" fragte er sich fortwährend und begann, in seinem Alltag allen verborgenen und ungeklärten Verhältnisse mit präzisen NAMEN zu benennen.

Besonders alle nicht-willentlichen Regungen wie z. B. Emotionen und Erwartungshaltungen enttarnten sich durch die ungeschönte Namensgebung auf unglaublich klare Weise. Nicht nur Bedürfnisse, Emotionen und Erwartungen wurden klarer und (be)greifbarer, sondern seine ganze Sicht der Dinge wurde durch diese Art der Namensgebung heller. Er begriff, dass das „Verschleiern" der Wörter, vor allem wenn es um die eigenen Verhältnisse ging, nicht nur diese Verhältnisse undurchsichtig machte, sondern dass dadurch auch die übrige Sichtweise getrübt wurde. Er beobachtete, dass viele Verhältnisse im Alltag nur dadurch Macht über ihn erhielten, da er sich unbewusst scheute, diese Verhältnisse zu benennen.

Und genau genommen ist es speziell die Angst, der „größte Feind des Menschen", die sich an Unbenanntem und Ungeklärtem nährt.

Und so erklärt sich auch, dass diese unbenannten eigenen Verhältnisse zu wirklichen „Feinden" werden können, und nur deshalb „Macht" besitzen, weil man Angst hat, sie genau zu benennen. Genau genommen, geht es hier um die Macht der Wörter und ihrer Bedeutung zur Verschleierung, Trübung und Selbsttäuschung.

Über ungeklärte Verhältnisse, die nicht benannt sind, muss man sich erst „klar werden". Denn genau so lange nötigen sie das Bewusstsein zu ungewollter Aufmerksamkeit. Kommen dann noch unbeantwortete Fragen über diese „unklaren Verhältnisse" hinzu, wie z. B. „Ich weiß gar nicht, warum das so sein muss!", dann fühlen sich irgendwann die eigenen Gedanken wie ein trübes „geistiges Räderwerk" an.

Das „klare Benennen" ohne Euphemismus (Schönrederei) schafft „Licht ins Dunkel" - bei allem und jedem.

Die Wertschätzung für den Umgang mit der deutschen Sprache erhöhte sich bei unseren Autor zusehends durch diese Art der mystischen Namensgebungen. Die Wörter und ihre Bedeutung erstrahlten durch die große Aufmerksamkeit, die er diesen neuerlich angedeihen ließ, in einem ganz neuen Licht. Er konnte durch das Benennen vieler eigener Verhältnisse dieselben klären und in gleicher Weise klärten sich auch die Dinge in der Außenwelt und das „Licht der Erkenntnis" wurde heller.

So auch Übende:
Er benennt und klärt während der Übungen in innerer beschaulicher Reflexion erst seine körperlichen Verhältnisse, um dadurch zu einem gesunden Verhältnis zu sich „selbst" zu gelangen. Wobei er immer den traditionellen Prinzipien folgt.
Erst nimmt er das Verhältnis wahr; *Atmung zur Bewegung.* Dann bewertet er dieses, indem er es klar **benennt**; *ich bewege „schneller", als ich atme.*

Anschließend hat er das Bedürfnis, dieses Verhältnis so zu **regulieren**, damit es seinen neu gewonnen Idealen entspricht, um sich auch damit **identifizieren** zu können; *ich passe meine Bewegungen der Atmung an.* Ist das Verhältnis so geklärt, dass er sich damit positiv identifiziert, entsteht langsam die angestrebte **Einigung** mit diesem Verhältnis; *meine Bewegungen und mein Atem sind „Eins".*

Das „Prinzip der Einigung“ gebiert hier die Entwicklung des „eigenen Selbst“ und dessen mystischer Kräfte. Auf dem hier beschriebenen Weg der Geistesentwicklung durch meditative Yogaübungen geht es auf jeder Befreiungsstufe darum, „Eins“ zu werden. Zuerst „Eins“ mit sich selbst, später dann mit seiner Familie, mit seinem Volk und am Schluss mit der Welt.

Neue Wege

Ist die Befreiung vom eigenen Willen erst als Geisteshaltung manifestiert, gebiert sich einem „wie von selbst“ ein ganz neues „Selbstbewusstsein”. Je klarer die Wahrnehmung des eigenen „Selbstbildes”, desto klarer wird auch die Wahrnehmung für die Ereignisse und Verhältnisse in der eigenen Umwelt. So kann ein ganz neues Weltbild entstehen, welches sich auf diesen neu gewonnenen Erkenntniskräften begründet.

Hat man nun begriffen, wie wichtig die klare Benennung der eigenen körperlichen Zustände und die Befriedigung aller Bedürfnisse, die jenseits des Egos liegen, für die eigene Lebensqualität sind, dann stellt sich nach und nach ein warmes neues Gefühl von Verbundenheit ein.
Die Verbundenheit mit sich „Selbst”.
Es fühlt sich an, als entstünde eine seltsame Art „Einigkeitsgefühl” mit dem gesamten eigenen Wesen. Und so wird einem die erhellende Erkenntnis gewahr, dass

die Einigung zur Einheit die Basis jeder menschlichen Entwicklung – ja Entwicklung überhaupt - ist.

Schnell begreift der Schüler, dass die Vereinigung mit sich „selbst” die neuen Geisteskräfte und das süße Gefühl dieser neuen Einigkeit geboren hat.

Und obwohl das ***Ego*** sich wehrt, da es ja gewohnt ist, durch das Mittel der Unabhängigkeit die Freiheit zu suchen, kommt man ***Selbst*** irgendwann nicht mehr umhin die extrem schmerzliche, völlig paradox scheinende Erkenntnis zu verinnerlichen,

dass Verbundenheit befreit.

- *und nicht Unabhängigkeit.*

10 Bilder zur Vorstellung

1. Der Atem fliest frei und natürlich in den Bauch.
2. lächelnde Augen
3. entspannte Fußsohlen
4. gezogen am höchsten Punkt des Schädels
5. Das Fleisch sinkt zur Erde.
6. Die Wirbelsäule ist eine Schnur und das Becken ist das Lot.
7. Ich werde gelenkt (nicht vom Ego).
8. In jedem Moment kann ich meine Bewegung stoppen.
9. Das Zwerchfell gibt den Takt für die Übungen an.
10. Ich bewege mich wie eine Marionette.

Vorwort zum Arbeitsbuch

Im folgenden Arbeitsbuch beschreibt der Autor das Üben mit den 6 Tibeter aus der Introspektive, der inneren Sicht, eines fortgeschrittenen Schülers. Die dort beschriebenen Autosuggestionen, Vorstellungen und Bilder, die im Bewusstsein des Übenden präsent wurden, sind für den Leser und den Anfänger nicht auf Anhieb nachvollziehbar. Wird allerdings nach einigen Monaten geduldigen Übens dann das Arbeitsbuch nochmals gelesen, kann es eine neue, hilfreiche Anleitung zum Üben sein.

Auszug aus einem Arbeitsbuch

Ich beginne mit dem ersten Ritual und nehme die Ausgangsposition ein. Ich versuche, mich gerade hinzustellen und mich darauf zu konzentrieren, die senkrechte Ausrichtung meiner Wirbelsäule zu beobachten und meinen Körper so schwer wie möglich zu machen. Mit einem lauten Knack springt ein Wirbel in meiner Brustwirbelsäule in die richtige Position und meine Aufmerksamkeit ist für kurze Zeit weg. Sie schweift zu einem wärmenden, belebenden Gefühl, das durch die gerade aufgegangene Sonne, die durch die Fenster scheint, zu mir rüber dringt. „Schön warm“, denke ich, „klasse Trainingsplatz, aber jetzt wieder zurück zum ersten Tibeter!“

Meine Füße stehen weniger als hüftbreit auseinander, meine Knie sind schon weich und ich nehme den Po gerade so weit zurück, dass mein Gewicht sich unter meinen Fußsohlen genau in der Mitte zwischen Fersen und Fußballen einpendelt. Außerdem spüre ich einen leichten Gewichtsunterschied zwischen dem linken und rechten Fuß, den ich durch leichtes Seitwärtsschieben meines Beckens behebe.

Während ich versuche, dieses Gefühl in den Fußflächen beizubehalten, springt meine Aufmerksamkeit zu meinem Atem. „Loslassen!" sage ich mir, „den Atem loslassen, nur beobachten, nicht steuern." Es dauert bestimmt fünf Atemzüge, bis es mir einigermaßen gelingt, meinen Atem nicht mehr willentlich zu steuern. Dann bringe ich den Fokus meiner Aufmerksamkeit wieder zu meinen Fußflächen. „Mitte noch mal verbessern. Zentrum spüren. – Passt. Füße und Po fühlen sich gut an. Jetzt ist der Brustkorb mit den Schultern an der Reihe."
Ich versuche diesen Bereich so zu lösen, dass ich das Gewicht senkrecht auf meinem Becken spüre. Ich beobachte, wie ich Knie und Po automatisch nachkorrigieren muss, um mein Zentrum in meinen Fußflächen zu spüren. „O.k. Fühlt sich gut an. Jetzt zum Kopf!"

Ich merke, wie meine Bewusstseinsfokus den höchsten Punkt auf meiner Schädeldecke zu lokalisieren versucht, um das Gewicht des Kopfes in die Mitte zu bringen. Dazu stelle ich mir einen Schneemann vor, dem ich den Kopf so mittig aufsetzen muss, dass er vom Körper nicht herunter rollt. Ich entspanne den Nacken so, dass es sich anfühlt, als würde mein Kopf in der Mitte des Halses sitzen. Dabei probiere ich aus, ob mein Kopf nach vorne oder hinten herunter rollt. „Oje", schießt es mir durch den Kopf, „diese Haltung während der ganzen Übung aufrecht zu erhalten, ist ja wohl fast unmöglich. Aber egal.

Der Weg ist das Ziel", denke ich und beginne, mich wieder auf meine Körperwahrnehmung zu konzentrieren. Mit meinem Brustkorb verfahre ich genauso und stelle mir den mittleren Teil eines Schneemanns vor, den ich mittig auf den unteren stellen muss. Ich hebe seitlich meine Arme parallel zum Boden und stelle mir dabei vor, in einem Wasserbecken zu stehen und meine Handfläche auf die Wasseroberfläche zu legen, ohne in den Armen das Gefühl zu verlieren, auseinander gezogen zu werden. Dabei entspanne ich mit weichen Ellenbogen die Schultern, so gut es geht. „O.K." Nachdem ich zum x-ten Mal meine Haltung mit Hilfe der Fußflächen überprüft habe, trifft meine Aufmerksamkeit wieder auf meine Atem. „Ja, er ist losgelassen und zieht ruhig zu meiner Bauchdecke.

Jetzt die Geschwindigkeit eines Atemrhythmus abspeichern und versuchen genau eine Umdrehung während eines Atemzyklus zu machen. Atemrhythmus beibehalten", suggeriere ich mir, „nur die Drehgeschwindigkeit regulieren, nicht die Atemgeschwindigkeit. Die Bewegung folgt der Atmung. Bloß nicht umgekehrt!" Während der fünften Drehung fällt mir auf, dass der Beginn der Einatmung nicht mehr mit dem Baum, den ich mir zu Beginn der Übung als Bezugspunkt genommen hatte, übereinstimmt. Darum verlangsame ich meine Drehgeschwindigkeit und achte penibel genau darauf, dass mein Atemrhythmus unangetastet bleibt. Meine Aufmerksamkeit gelangt jetzt zu den Schultern und ich merke, dass sie zu angespannt sind. Ein kleiner, diffuser Dehnungsschmerz erreicht kurz mein Bewusstsein, bevor er durch das erneute Loslassen von Schultern und Brustkorb etwas gelindert wird.

Bei der zehnten Umdrehung muss ich wieder kurz die Drehgeschwindigkeit korrigieren, während ich merke, dass der Dehnungsschmerz in meinen Schultern heftiger wird. Nach fünf bis sechs weiteren Umdrehungen gelingt es mir nicht mehr, durch Loslassen der Schultern den Schmerz tendenziell zu verringern. Ich spüre, dass meine Schultermuskeln auf den Dehnungsschmerz mit Anspannung zu reagieren beginnen. Das ist der Zeitpunkt, an dem ich enden muss, um die gefühlte Belastungsgrenze nicht zu überschreiten.

Jetzt führe ich meine natürlich gestreckten Arme mit den Handflächen nach innen vor mir zusammen, als würde ich einen großen Ball ergreifen und lasse sie dann langsam neben meine Oberschenkel sinken. „Haltung überprüfen. So stehen wie zu Beginn. Anfang und Ende sind eines.

Jetzt zur Ausgleichsübung. Unter der Gürtellinie schwer werden und oberhalb sich zum Himmel gezogen fühlen" rede ich mir ein, während zwei Atemzüge vergehen. Noch fünf Ausatmungen in die Schultern. Die Schmerzen sind dort diffus, aber trotzdem so stark, dass es meiner Aufmerksamkeit leicht fällt, den Fokus dort zu halten.

Bei jeder Ausatmung spüre ich, wie meine Schultern schwerer werden und achte darauf, dass ich das Gefühl der Mitte unter meinen Fußflächen nicht verliere. Ich beobachte meine Schultern und versuche sie, bei jeder Ausatmung zu lösen. Es fühlt sich an, als würden die Arme länger und schwerer werden. Am Ende der Übung stellt sich ein leichtes Kribbeln in den Fingerspitzen ein und damit ist die Entspannung beendet.

Nun zum zweiten Tibeter! Flach auf den Rücken legen und die Aufmerksamkeit auf die Lendenwirbelsäule richten. „Mist", durchbricht ein Gedanke meine Konzentration. Meine Problemzone Lendenwirbelsäule meldet sich. Heftige Schmerzen, die ich im ganzen Kreuzbeinbereich spüre. Ich ziehe die Knie so lange in Richtung Nase, bis der untere Rücken sich ganz gerade ablegen kann. Ich spüre den Kontakt meiner Lendenwirbelsäule zum Teppich. „Klasse," denke ich, „eine fast schmerzfreie Ausgangsposition." Natürlich vergehen schon wieder viele Sekunden, bis sich meine Position gut anfühlt.

Ich versuche, mich wieder zu sammeln und beobachte meinen Atemrhythmus. Beim Ausatmen zieht mein Kopf Richtung Brustbein, gerade so weit, dass die unteren Schulterblattspitzen den Teppich nicht verlassen. Gleichzeitig strecke ich die Beine mit angezogenen Zehenspitzen ganz durch, während ich mir eine Beinpresse im Fitnessstudio vorstelle. Ich bemerke bei der dritten Wiederholung, dass ich meine Beine nicht mehr ganz durchstrecke. Ein zu starker Dehnungsschmerz meldet, dass irgendein Muskel im Bein oder im Rücken das Strecken verhindert. Ich flache den Streckwinkel meiner Beine in der Hüfte so weit ab, dass ich meine Beine wieder schmerzfrei durchstrecken kann. Die Konzentration auf die Atmung ist wieder vollkommen weg. Ich merke, wie ich zu der Bewegung atme und mich nicht zu der Atmung bewege.
„Gedanken loslassen, zurück zur Atmung Atem frei lassen", weist ein Gedanke mich auf den rechten Weg. Ich besinne mich und lenke meine Aufmerksamkeit ab von den Gedanken und hin zu meiner Körperwahrnehmung.

Langsam wird die Übung anstrengend, denke ich. Die ansteigende Atemfrequenz kündigt die Überschreitung meiner „entspannten" Belastungsgrenze an. Entspannte Belastungsgrenze bedeutet nichts anderes als der Übergang von Entspannung zu Anspannung. Dies ist die Belastungsgrenze, die ich nicht überschreiten will. Nach dieser Übung nehme ich die Entspannungshaltung ein, die sich Schneeadler oder Schneeengel nennt.

Ich strecke meine Arme waagerecht nach außen ab und drehe meine Handflächen nach oben. Ich spreize meine Beine so weit ich kann, lasse meine Fußspitzen absinken und spüre befriedigt, wie ein tiefer Atemzug meinem Brustbein Entspannung ermöglicht. Ich drücke das Kinn leicht Richtung Brustbein, löse meine Nackenmuskulatur wieder und lasse den Kopf schwer werden. Mein Körper wird während jeder Ausatmung schwerer und schwerer, bis ich die Auflage meines Körpers auf dem Teppich komplett spüre. Der Druck auf meinen Rücken verstärkt sich und mein Körper wird schwer wie Blei. Jetzt fünf Mal ausatmen und einen Punkt an der Decke fixieren.
Bei jeder Ausatmung versuche ich, die Gesichtsmuskulatur zu lösen und spüre, wie über meinem Gesicht eine Kühle entsteht, während sich meine Stirnmuskulatur entspannt und es sich anfühlt, als würde mir die Stirn in die Augen fallen.
Bei der nächsten Ausatmung konzentriere ich mich auf das Loslassen der Ringmuskulatur um die Augen. Das fühlt sich an wie ein „Schlafzimmerblick".
Ich bemerke, dass sich die vierte Ausatmung ankündigt und löse gerade noch rechtzeitig meinen Kau- bzw. Kiefermuskel, indem ich mir „umgekehrtes Beißen" vorstelle. Der Kiefer entspannt dabei völlig und es fühlt sich an wie ein Facelifting.
Als würden die Ohren so schwer, dass sie die Gesichtshaut spannen. Als letztes entspannt sich die Zunge so weit, dass ihre Spitze im Takt der Atmung meinen Gaumen kitzelt. Jetzt ist die Zunge der einzige Gesichtsmuskel, der sich noch bewegt. Bei der Ausatmung ist sie gelöst und bei der Einatmung bewegt sich ihre Spitze zum Gaumen und bewirkt, obwohl der Mund leicht geöffnet ist, dass die Einatmung durch die Nase strömt.

Physiologischer Exkurs:

Die Nase reinigt nicht nur, sondern befeuchtet und erwärmt auch die Atemluft. Kommt es während der Übungen dazu, dass man das Bedürfnis verspürt, durch den Mund einzuatmen, hat man zu angestrengt geübt bzw. seine Belastungsgrenze überschritten und sollte entspannter bzw. mit weniger Wiederholungen üben.

Dritter Tibeter – Halbmond.
Ich könnte noch länger so auf dem Rücken liegen, entspannt und losgelöst, doch ich beginne die Ausgangsposition für das dritte Ritual einzunehmen. Kniend richte ich Hüfte, Schulter und Kopf senkrecht aus. Ich stelle die Füße, so gut es geht, auf die Zehen und merke, wie die Muskulatur mein Becken zur Unbeweglichkeit vorspannt.

Ich habe das Bedürfnis, meine Knie nach außen zu korrigieren, um einen richtigen, stabilen Stand zu bekommen. „Knie noch ein wenig auseinander, noch ein bisschen mehr, nein, das war zuviel, es fühlt sich instabil an. So, jetzt stimmt's." Ich greife mir mit natürlich gestreckten Armen an die Außenseite der Oberschenkel. Mit dem kleinen Finger ertaste ich den Ansatz meines Pomuskels.

Ich löse die Schultern noch ein wenig und gebe den Händen einen leichten Druck, ohne Schultern und Arme anzuspannen. „So, jetzt wieder den Kopf frei bekommen und auf die Atmung konzentrieren. Atem frei lassen und ihm mit dem Kopf folgen." Ich merke, wie ein tiefer Atemzug mich beruhigt und ich beginne endlich die Übung in der Geschwindigkeit meines natürlichen Atems. „Bei der Einatmung Kopf ins Genick, bei der Ausatmung Kinn auf die Brust nehmen", sage ich mir in Gedanken vor und, beginne einen Gummiball in meinem Knick und unter dem Kinn zu visualisieren. Diese Imagination hilft mir immer am besten – so lenkt mich wieder eine Gedanke ab -, einen fließenden Übergang zwischen Ein und Ausatmung zu gewährleisten und die Übungen in den Endpositionen auf keinen Fall anzuhalten. Diese „Gummiballimagination" hilft übrigens auch in den anderen Ritualen,

dadurch dass in den Endpositionen der imaginäre Ball immer einen Gegendruck aufbaut, die Übungen dort eben nicht anzuhalten. Ich bemerke, wie von Wiederholung zu Wiederholung die Brustwirbelsäule beweglicher wird, weil ich den Kopf weiter nach hinten bewegen kann. „Oh je, ich komme ins Schwanken. Da ist Schwung in der Übung und ich muss mich auf den höchsten Punkt meines Schädels konzentrieren und meine Aufmerksamkeit auf diese Kopfhaltung fixieren.“ Ich stelle mir vor, wie ich aus der senkrechten Stellung den Kopf samt Brustkorb (Thorax) nach hinten loslasse. Im Anschluss laufe ich die senkrechte Stellung wieder durch, um dann den Kopf samt Thorax nach vorne sinken zu lassen. Dabei versuche ich, mir vorzustellen, dass der Kopf in die Senkrechte nach oben gezogen wird, um anschließend kontrolliert ins Genick bzw. auf die Brust zu sinken. „Das Schwanken wird weniger. Noch ein paar Wiederholungen mehr und es wird aufhören.“
Das Schwanken hat aufgehört und ich versuche, meine Aufmerksamkeit wieder auf die Atmung zu lenken. Frei und entspannt folgen der Kopf der Atmung und die Brustwirbelsäule dem Kopf. Obwohl ich den dritten Tibeter oft geübt habe, fällt es mir immer wieder schwer, das Becken ruhig zu halten bzw. mit den Händen so entspannt zu fixieren, dass die Schultern beim Nachhintengehen entspannt folgen können. Die letzten fünf Wiederholungen gehen entspannter dahin, ohne dass ein weiterer Gedanke meine Aufmerksamkeit ablenkt.

Jetzt die Entspannungsübung – der Embryo. „Oh je,“ denke ich, „diese Übung verursacht in meiner bandscheibenvorfallgeschädigten Lendenwirbelsäule immer einen heftigen Dehnungsschmerz. Na gut, Knie ein wenig weiter auseinander und die Füße ablegen.“ Ich versuche, den Oberkörper waagerecht auf die Oberschenkel absinken zu lassen, um dessen Gewicht über die Schultern auf die Oberschenkel übertragen zu können. Anfangs benutze ich dazu meine Unterarme, die einander festhalten und so lange auseinander rutschen, bis ich nur meine Finger festhalten kann. Das ist der Zeitpunkt, an dem ich meine Hände loslasse, die Schultern nach innen rotierend auf meine Knie und die Arme längs neben meinem Körper lege.

„Oh je, am Anfang ging das gar nicht“, erinnere ich mich. Nie hätte ich gedacht, dass ich mich, mit meiner bandscheibengeschädigten Lendenwirbelsäule, noch mal so klein machen könnte. Eine tiefe Ausatmung, die ich bis in den Po spüre, gibt mir das Gefühl, weiter in mich zusammen zu sinken. Ich werde immer kleiner. Die Nackenmuskeln sind gelöst und ich spüre, wie nicht nur das Gewicht des Kopfes meine Stirn auf den Teppich drückt. Ich korrigiere meinen Oberkörper so lange nach hinten, bis nur noch das Gewicht des Kopfes auf der Stirn lastet.
Es hat schon eine halbe Minute gedauert, bis meine Ausgangsposition stimmt. Jetzt versuche ich, mich ganz auf die Atmung zu konzentrieren. Ich atme tief durch die Nase ein und achte darauf, dass der Atem weit ins Becken dringt. Ich fokussiere mich auf den Bereich unterhalb des Beckens und spüre, wie die Atemhilfsmuskulatur bis zum Po mein Zwerchfell bewegt.
Während der Ausatmung sinke ich immer weiter in mir zusammen, während der Dehnungsschmerz über mein Kreuzbein in Richtung Hüfte schlimmer wird. „Das ist ein guter Schmerz“, denke ich noch und bemerke, wie diese positive Behaftung meine Schmerzgrenze in die Höhe treibt.
Der letzte Atemzug ist vorbei und ich spüre, dass ich mich in dieser extrem kompakten Haltung auf seltsame Art und Weise wohl fühle. „Seltsam,“ denke ich „wie ein Embryo – vielleicht ist es das…“

Es fällt mir extrem schwer, mich aus dieser Stellung zu lösen, um mit dem nächsten Ritual zu beginnen. Vorsichtig rotiere ich die Arme in meinen Schultern und nehme die Hände nach vorne. So kann ich mich einigermaßen entspannt und schmerzfrei aufrichten.

Vierter Tibeter – Brücke.
Ich nehme eine sitzende Position ein, während ich die Beine soweit strecke, dass die Kniekehlen etwa zwei Faust breit über dem Boden bleiben. „100-prozentig kann ich mich sowieso noch nicht positionieren“, kommt mir in den Kopf. Aber später, in der „Brücke“, spüre ich die Gewichtsverteilung zwischen Ferse und Zehen und kann dann immer noch die Füße in die exakte Stellung bringen.

Die Schultern solange nach unten drücken, bis der Po frei wird. „Jetzt wieder auf den Atem konzentrieren, um die Geschwindigkeit wahrzunehmen." Sofort beginnt mein Kopf, sich zur Atmung zu bewegen. „Toll", denke ich und löse das Gewicht in meinem Brustkorb und beobachte, wie mein Brustbein von einer imaginären elastischen Schnur am Kinn mitgenommen wird. „Das gleiche Gefühl wie im vorherigen Ritual."

Ruhig und gleichmäßig ist mein Atem, bevor ich mir eine weitere Schnur vom Brustbein zum Schambein vorstelle, ohne den Bewegungsfluss zu verlieren. Vor meinem geistigen Auge erscheint das Bild, wie mein ganzer Körper durch eine imaginäre dreigeteilte Gummischnur vom Kopf her bewegt wird. Ich konzentriere meine Vorstellung darauf, dass meine Einatmung mit der Schnur an meinem Kinn den Kopf Richtung Genick bewegt.

Zuerst minimal, dann immer stärker werdend, bemerke ich, wie der zweite Teil der Gummischnur, die vom Kinn zum Brustbein reicht, meinen Brustkorb dem Kinn folgen lässt. Zugleich wird das Becken durch den unteren Teil der starken Gummischnur vom Brustbein mitgenommen.

Solange die Einatmung anhält, spüre ich, wie durch die Schnur mein Körper solange gezogen wird, bis er die Stellung „Brücke" erreicht hat. In diesem Sinn mache ich ein paar Wiederholungen, bis ich bemerke, dass in der Endposition „Brücke" meine Fersen stärker gewichtet sind als meine Fußballen. Dieses Missverhältnis korrigiere ich nicht sofort, da meine Fußflächen in diesem Moment belastet sind. Ich warte die Einatmung ab, um dann bequem den Winkel meiner Knie ein wenig zu verkürzen. Bei der nächsten Wiederholung ist dann in der Endstellung „Brücke" mein Gewicht auf den Fersen so schwer wie auf den Ballen. „Mist", wegen des langen Aufmerksamkeitsfokus' bemerke ich, wie ich gerade den Moment verpasst habe, als der letzte Lufthauch meine Lungen füllte. Ein wenig zu spät folgt mein Körper der Ausatmung in die Anfangsposition. „Nicht so schlimm," denke ich, „bei der nächsten Wiederholung stimmt das Timing wieder."

Nun gebe ich mir das Gefühl, dass während der Ausatmung mein Kinn Druck auf das Brustbein ausübt und dadurch den Po zurück zwischen die durchgedrückten Arme schiebt. Jetzt stehen die Fußflächen senkrecht und es ist genau der richtige Augenblick, die Beine so auszurichten, dass in der „Brücke" das Gewicht sich gleichmäßig auf alle vier Gliedmaßen verteilt.
Dieses ganze Prozedere hat schon so lange gedauert, dass ich bemerke, dass mein Atem angestrengter geworden ist und ich beende sitzend den vierten Ritus, in dem ich einfach zwischen meinen Armen den Po ablasse und mich auf die anschließende Entspannungsübung konzentriere.

„Der Kutschersitz" - Ich frage mich gerade, wie es zu dieser Namensgebung kam, aber verdränge diesen Gedanken schnell wieder. „Tut jetzt nichts zur Sache!" - Also Po noch weiter zurück, so dass ich den Oberkörper zwischen die Oberschenkel sinken lassen kann. Die Ellenbogen ruhen bereits schwer auf den Knien und meine Handflächen berühren leicht die Schienbeine. Fünf Atemzüge lang versuche ich, den Oberkörper immer schwerer werden zu lassen, in dem ich mir vorstelle, wie ich einschlafe und mein Kopf schwer nach unten zieht, während der unter Rücken senkrecht bleibt, als wäre er an ein Brett gedrückt.
Ein Dehnungsschmerz vom Rückenstrecker stellt sich ein und dessen Muskelansatz am Kreuzbein wird durch die größere Schmerzintensität präsent. „Heute alles o.k. mit den Brustwirbeln", denke ich, denn anders wäre der Schmerz seitenungleich bzw. erst gar nicht so tief im Rücken zu spüren.

Ich konzentriere mich jetzt noch auf die Loslösung der Muskulatur zwischen und auf meinen Schulterblättern und mein Rücken wird breiter und breiter. Auch diese Vorstellung führt zu einem heftigen Dehnungsschmerz, der aber willkommen ist. Nach dem 5. Atemzyklus fühlt es sich an, als wäre das Brustbein ganz in meinem Brustkorb versunken. Ich freue mich, dass es mir automatisch gelungen ist, bei der Einatmung den Kopf nicht jedes Mal wieder anzuheben, weil das nicht effektiv wäre.

Als ich gerade dieses Entspannungsritual beenden will, schießt mir die Antwort auf die Frage, die sich mir am Anfang aufgedrängt hatte, in den Sinn: „Es ist wohl ein schlafender Kutscher gemeint, der sitzend auf dem Wagen wartet."

Fünfter Tibeter – der Berg.
Ich sitze noch auf dem Po, hebe die Füße leicht an und schwenke kreisförmig mit meinen Beinen nach hinten, um in Bauchlage zu gelangen. Ich setzte die Hände in Brusthöhe auf und ziehe die Zehenspitzen soweit an, dass ich die Füße aufstellen kann. Die ersten drei Wiederholungen bleibe ich auf den Knien, ohne die Beine durchzustrecken, was eigentlich nur für Kranke und Alte gedacht ist. „Na ja, ich bin ja auch immer noch ein Rückenkranker", kommt mir der Gedanke, um mein Vorgehen zu rechtfertigen. Ich bewege mich, immer noch auf den Knien, zu meinem Atem vor und zurück.

Dabei berührt mein Po beim Wechsel von Ein- und Ausatmung kurz die Waden. Dann werden die Beine die treibende Kraft, um den Körper während der Ausatmung nach vorne zu schieben, während die durchgestreckten Arme sanft den Schub kontrollieren, so dass der Körper nicht in Schwung kommt. „Das Kinn soll führen und dem Atem folgen", kommt mir gerade in den Sinn. Ich helfe mir, in dem ich mir wieder eine Schnur, die an meinem Kinn befestigt ist, vorstelle, mit der ich parallel zum Boden von vorne nach hinten und zurück gezogen werde.
Ich beobachte, wie in der Endposition der nächsten Wiederholung mein Kinn im gleichen Moment die Brust berührt wie der Po meine Waden. Zur gleichen Zeit endet meine Ausatmung mit dem letzten Ausströmen der Luft und meine Lungen nötigen mich erneut zur Einatmung. In diesem Moment stelle ich mir wieder die Schnur vor, wie sie zuerst mein Kinn von der Brust löst, dann erst folgt der Körper der Bewegung nach vorne, bis die Handgelenke, die parallel zum Körper nach vorne ausgerichtet sind, die Bewegung begrenzen. Jetzt ist die Ausatmung wieder dran und das Kinn wird wieder von meiner imaginären Schnur gezogen. Die Schnur löst den Kopf aus dem Genick, bis er seine Begrenzung an der Brust erreicht.

Das Kinn folgt weiter der Schnur, die genau durch die Mitte des Raumes verläuft, der zwischen den beiden Beinen entsteht. Die nächste Einatmung bringt mich wieder in die vordere Endposition. Jetzt strecke ich die Beine erstmals durch und die Knie verlassen den Boden. So entsteht die ursprüngliche Endposition, die der Yogafigur „Kobra" ähnelt. Ich übe im gleichen Rhythmus und nach der gleichen Vorstellung weiter, wobei sich jetzt mein Po bei der Ausatmung nicht mehr nach hinten, sondern nach oben bewegt. Arme und Beine sind jetzt durchgestreckt und die hintere Endposition fühlt sich jetzt an wie ein Klappmesser. Von außen betrachtet ähnelt die Endposition einem Berg, weswegen der Ritus diesen Namen trägt. Ich versuche, mich wieder auf die Ausführung zu konzentrieren, die ungenau ausgeführt zur Verschlimmerung der Lendenwirbelsäulenbeschwerden führen kann.
„Okay" denke ich, „zum Glück funktioniert der Schutzmechanismus schon automatisch." Der Schutzmechanismus? Das kurzzeitige Anspannen der Gesäßmuskulatur, kurz vor Erreichung der Endposition „Kobra". Ich versuche gerade, alle Gedanken gehen zu lassen, ruhig und gelassen meinem Atem zu folgen, als sich eine weitere Ablenkung, als Frage getarnt, in meinen Kopf schleicht. „Wo soll die Kraft für die Vor- und Rückbewegung eigentlich herkommen, da die Schnur ja nur imaginär ist?" Bei der Vorwärtsbewegung schieben die Füße den Körper so lange nach vorne, bis ich fast auf den Zehenspitzen stehe, indes das Kinn die Bewegung anführt. Die Rückwärtsbewegung beginnt wiederum mit dem Kopf, der sich Richtung Kinn bewegt.

Der Kopf wird von den Handflächen so lange nach hinten geschoben, bis beide Fußflächen - so gut es geht - den Boden berühren. „Jetzt wieder den Kopf frei machen." Vorher bemerke ich noch, dass es kein Problem ist, den Dehnungsschmerz, der auf der Rückseite der durchgestreckten Beine beißt, zu ertragen. Ich fühle, dass immer mehr Schwung in meine Übung kommt und ermahne mich, auf das Drücken der Hände und Füße zu achten. Ich konzentriere mich darauf, kontrolliert von hinten nach vorne zu schieben und der unerwünschte Schwung ist gebannt.

Nach drei bis vier Wiederholungen beende ich, ohne dass ein Gedanke meine Aufmerksamkeit stört, den Ritus, in dem ich in die ursprüngliche Bauchlage zurückkehre. Ich freue mich schon auf die Entspannungsübung, denn ich benutze nicht die ursprüngliche Stellung, sondern mache eine „chiropraktische“ Atemübung daraus.

Die Füße bleiben aufgestellt, die Handflächen neben der Brust, der Kopf ist seitlich abgelegt. Die Position so wählen, dass der Körper völlig entspannt ist. Nun konzentriere ich mich auf den Atem und versuche, in den Brustkorb einzuatmen und ins Becken auszuatmen. „Es ist leichter, als es sich anhört. Man braucht sich nur während der Atemphasen auf die entsprechende Leibregion zu konzentrieren und der Atem strömt zum Ziel.“ Es strömt gerade meine zweite Ausatmung zu meinem Kreuzbein, als ein lauter Knall meinen Körper durchfährt. „Völlig ohne Schmerz“, denke ich und bin froh, dass sich ein Wirbel meiner Lendenwirbelsäule automatisch repositioniert hat. „Ganz ohne Chiropraktiker und Einrenken“, denke ich befriedigt und merke, wie mein Becken immer weiter Richtung Teppich sinkt. Das Gefühl, dass sich meine Wirbelsäule zu einem starken Hohlkreuz formt, wird stärker und stärker. Den leichten Dehnungsschmerz, der über dem Kreuzbein und den ISGs entsteht, begrüße ich und schiebe zur Kontrolle des gleichmäßigen Absinkens die Hände seitlich zwischen mein Becken und den Boden. So kann ich, während des Absinkens des Beckens, den Abstand zum Boden links und rechts beobachten. „Super“ schießt es mir durch den Kopf, „jetzt ist das Becken nicht mehr verdreht und alle Wirbel haben die richtige Position“, während ich mich auf die Füße stelle, um mit dem sechsten Tibeter zu beginnen.

„Ein wenig das Sexualchakra stärken ist auch mal wieder angebracht“, ist ein flüchtiger Gedanke, dem ich weder nachgehen noch mich darüber auslassen will. Ich stelle mich in die Ausgangsposition, die man mit der Wu Chi Stellung im Chi Kung vergleichen kann, und achte strikt darauf, dass meine Fußflächen gleichmäßig belastet sind. Ich entspanne mich so gut wie möglich, während ich mich von einer Schnur am Kopf gezogen zum Himmel ausrichte.

Die Schnur ist eine Perlenschnur, die senkrecht in den Himmel geht, und an die ich meine Wirbel, wie Perlen aufreihen kann. „O.k, die Ausgangsposition ist klar, jetzt nur noch den Atem lösen und diesem folgen… Quatsch, hier geht es erst einmal nur um die Muskulatur…“ Ich spanne während der Ausatmung meine Bauchmuskulatur immer stärker an, bis ich sie bei der Einatmung wieder löse. Bei der nächsten Wiederholung spanne ich dazu noch den Blasenmuskel an und löse beide wieder zur Einatmung. Dann kommt der PC-Muskel bzw. der Beckenboden bei der nächsten Ausatmung dazu und ich löse bei der Einatmung abermals. Der vierte Muskel, der mit der Ausatmung Maximal-Spannung erreicht, ist der Ring-Muskel des Anus und die letzten Muskeln sind die Gruppe der Glutei (Po), die im Takt der Atmung angespannt und gelöst werden.

Jetzt sinke ich während der Ausatmung soweit nach unten, dass ich mich mit durchgestreckten Armen auf meinen Knien abstützen kann, um noch mehr Druck, zum Auspressen der Luft, in meinem Becken aufzubauen. Dann stelle ich mir vor, wie jemand mein Genick greift und mich wieder senkrecht ausrichtet, während ich einatme. Noch ein paar Mal wiederhole ich diesen Ritus und denke immer daran, auch das letzte Quäntchen Luft aus meinem Becken zu pressen.

„Aber immer schön der Reihe nach, von oben nach unten die Muskeln anspannen, alle fünf“, so kommt es mir in den Sinn, außerdem fällt der sechste aus dem Rahmen, weil man ihn nicht so oft wiederholt. Ca. zehn Mal, denn meine Atmung wird immer angeregter. Um mich wieder zu „beruhigen“, bereite ich die letzte Entspannungsübung vor. Dazu benutze ich wieder eine Übung aus dem Qigong, das Qi sammeln. Ich hänge meine linke Hand mit dem Daumen in dem Bauchnabel auf und hänge die andere mit dem Daumen an der linken ein.

Die Hände liegen jetzt auf dem Bauchchakra und ich versuche, meinen Atem dorthin strömen zu lassen, indem ich dieselben Muskeln willentlich entspanne, die ich vorher im 6. Ritus angespannt habe. Fünf mal Ausatmen und ich beende meine meditative Versenkung.

Therapeutische Wirkungen

Fernöstliche Bewegungskünste werden heutzutage von Krankenkassen als Präventions-Gymnastik bezuschusst. In der Schulmedizin scheint mittlerweile anerkannt zu sein, dass Yoga ganzheitlich und positiv auf Geist, Körper und Seele wirkt.

Der Autor möchte hier ein sportmedizinisch begründetes Erklärungsmodell für diese gesundenden und schmerzlindernden Wirkungen auf den menschlichen Bewegungsapparat liefern.

Zur Stabilisierung und Schmerzminderung der Wirbelsäule wird vielen Patienten von Ärzten und Orthopäden Rückentraining bzw. Gerätetraining empfohlen. Viele klinische Studien, die alle zu dem gleichen Schluss kamen, nämlich dass Gerätetraining eben nicht zur Rehabilitation geeignet ist, haben den Deutschen REHA-Bund jüngst veranlasst, herkömmliches Geräte- und Zirkeltraining ganz aus dem Rehasport zu streichen.
Aktuell heißt das Zauberwort im schulmedizinischen Rehasport Destabilisierung.

Der Übende wird beispielsweise mit Hilfe eines Wackelbretts in eine instabile Position gebracht. Ausgehend vom Bedürfnis des menschlichen Körper, sein Gleichgewicht aufrecht zu erhalten, wird nun die tiefe, innere (autochthone) Muskulatur dadurch zur Arbeit genötigt, dass sich die große oberflächliche Muskulatur entspannen muss.

Jeder, der schon einmal bewusst sein körperliches Gleichgewicht wieder hergestellt hat, kennt die Erfahrung, nur durch Entspannung der willkürlich arbeitenden Muskulatur ins Gleichgewicht zurück zu finden. Im Yoga wird das gleiche Ziel verfolgt, jedoch ist der Weg ein anderer.

Im Yoga-Training nutzt der Schüler seine Aufmerksamkeit, also seinen Willen, um die große willkürliche Muskulatur durch Konzentration und Vorstellungskraft bewusst zu entspannen. Im Gegensatz dazu wird im Rehasport die Entspannung der großen Muskulatur durch das Wackelbrett unbewusst erzwungen. Letztlich führen meditative Entspannungsübungen genauso wie eine unbewusste, durch Instabilität erzwungene Entspannung dazu, dass die tiefen unwillkürlichen Muskeln stabilisierend arbeiten müssen und man so sein „Rückrad“ stärkt.

Neben dem therapeutisch wirksamen Effekt der willentlichen Entspannung ist noch ein weiterer gesundender Effekt, den der Yogaübende sich zu Nutze machen kann, zu erwähnen:

Die Kraft der Gedanken oder der Placebo-Effekt

Die Wirkung erklärt sich daraus, dass es durchaus eine Rolle für den Heilungserfolg spielt, was man über seine Therapie „denkt“. Dies wurde an anderer Stelle in dem Kapitel „Kraft der Gedanken“ schon erklärt. Heute weiß man, dass Gedanken krank oder gesund machen können und es verhält sich mit der Wirkung menschlicher Emotionen ähnlich.
Jeder weiß, wie negativ Trauer oder wie positiv Freude sich auf die Gesundheit des Menschen auswirken können.

Dieser heilende Effekt, Gesundheit durch positive Emotionen zu erzeugen,

wird, genau wie der Placebo-Effekt, im Yoga im Besonderen genutzt, um die ganzheitliche Wirksamkeit der Übungen zu steigern. Da der Yoga Übende sich im Training weder ablenkt noch zerstreut, ist er in der Lage, während er sich bewegt, seine Vorstellungskraft aktiv zu benutzen. Schafft man es beispielsweise, lange genug eine erfreuliche Situation im Bewusstsein festzuhalten, dann durchdringt diese Freude auch den Körper und trägt somit maßgeblich zur Heilung bei.

So erlernt man im traditionellen Chi Kung eine Übung, die man „Inneres Lächeln“ nennt. Dabei stellt man sich einen lächelnden Mund auf der Innenseite der Augenlider vor und kann beobachten, wie sich nicht nur die Gesichtsmuskulatur entspannt, sondern sich diese mystische Vorstellung auf seltsame Art und Weise als ein Gefühl von Freude im gesamten Körper ausbreitet.

Den „Placebo-Effekt“ und den Effekt der „Heilenden Emotionen“ willentlich herbeizuführen, sind alte, oft benutzte mystische Kräfte, die sich der Yogaschüler durch meditatives Üben wieder neu auszubilden lernt. Und die er sich fortan zu seiner ganzheitlichen Gesundung nutzbar machen kann.

Verwestlichung

Leider drohen durch die „Verwestlichung“ der meditativen Künste diese wesentlichen Aspekte der östlichen Bewegungsformen unterzugehen. Durch mühsames tägliches Beobachten und Kontrollieren der eigenen Bewegungen körperliche Entspannung zu erzeugen, ist weder körperlich anstrengend noch kurzweilig oder spaßig.

Dem westlichen Übenden aber erscheinen Spaß und körperliche Anstrengung im Training als zwingende Notwendigkeit. So erklärt sich dann, warum in westlichen Yogakursen die „losgelassene Atmung“ und das „bildhafte Vorstellen“ beim Üben in den Hintergrund treten und manchmal sogar belächelt werden.

Das Üben mit der befreiten Atmung und der mystischen Vorstellungskraft wird heute größtenteils aus den Bewegungskünsten ausgelagert und in separaten, sogenannten „Entspannungs-Kursen“ angeboten. Denn für alle Yoga-Schulen und -Organisationen gilt, wie überall, das Gesetz von Angebot und Nachfrage;

abgesehen von einigen wenigen traditionell arbeiteten Yoga-Schulen, für die eine kommerzielle Vermarktung im Hintergrund steht. Will also der westliche Schüler Spaß, Abwechslung und körperliche Anstrengung im Yoga-Training erleben, dann bekommt er auch genau das angeboten. So werden dann Bezeichnungen wie „Power-Yoga" ausgesucht um dem Westler das Gefühl zu geben, dass zu bekommen was er will.

Bezeichnend für diese westliche Distanzierung von der Notwendigkeit des Atemtrainings steht ein Ereignis, das dem Autor als 16-jährigem Kung Fu Schüler auf einem Lehrgang in seine Heimatstadt Anfang der achtziger Jahre widerfahren ist.
Einem der höchstgraduierten chinesischen Großmeister der Kung Fu-Szene wurde auf diesem Lehrgang die Frage gestellt, „wie wichtig denn die Atmung im WT-Kung-Fu Training sei". Der Großmeister antwortete: „Sehr wichtig, denn wenn Du nicht atmest, fällst Du tot um." Grölendes Gelächter schallte durch ganzen Saal und die Frage war damit ad absurdum geführt. Anschließend wurde eine Chi Kräfte Vorführung geboten, bei der gezeigt werden sollte, dass jeder jederzeit die Chi Kräfte auch nutzen kann, wenn er nur den „Trick" durchschaut. Was natürlich Nonsens ist. Aus lauter Angst, in den „mystischen Topf" geworfen zu werden, wurde von dieser Organisation das Wort „Chi" genau wie auch das Wort „Kung Fu" den Schülern scheinbar als zu mystisch behaftet vorenthalten. So kam es auch, dass tausende Schüler dieser größten europäischen Kung Fu Organisation, jahrelang Wing-Tsun übten, ohne zu wissen, dass Wing-Tsun ein „Kung Fu Stil" ist.
Ein anderes Beispiel ist, dass der Chef eines deutschen Tai Chi Verbandes das Wort „Meister" offensichtlich wegen des unwissenschaftlichen Charakters dieser Bezeichnung ablehnt und sich bis heute weigert, dem Wort „Chi" eine andere Bedeutung als „Atem" zu geben.
Aus marktwirtschaftlichen Gesichtspunkten möchten viele große Organisationen wissenschaftlich unerklärliche Wirkungen aus Gründen eines professionellen Images außen vor lassen - was ja auch verständlich ist.

Beiden Organisationen gehört der Autor bis heute an und er möchte an dieser Stelle seine Dankbarkeit und seinen Respekt erweisen. Großartige Verteidigungstechniken von extrem hoher Wirksamkeit konnte er in seiner WT Kung Fu Ausbildung erlernen und im deutschen Dachverband für Tai Chi wurde ihm sehr professionell und effizient eine authentische Form des Tai Chi Yang-Stils vermittelt.

Allerdings wurden dann später, als das Interesse und vor allem die Nachfrage an Gesundheitsübungen in der Bevölkerung wuchs, in denselben Organisationen Gesundheitszweige, mit dem Namen „Chi Kung" gegründet. Der Autor ließ sich 2004 in Heidelberg zum Chi Kung Lehrer ausbilden, ohne während der gesamten Ausbildung auch nur ein einziges Mal die Worte „Atmung" oder „Chi" gehört zu haben.

Auf diesen Erlebnissen gründet die Meinung des Autors, dass in der heutigen westlichen Kultur das geistige Üben mit der Vorstellungskraft und Atemkontrolle einfach ignoriert wird, weil dieses Üben zu mystisch und unwissenschaftlich ist. So ist heute, auf Grund kommerzieller Interessen, diese Ignoranz weit verbreitet und auch oft gewollt. Da aber, wie in dieser Schrift behauptet, die Ursachen der heilenden Wirkungen von Yoga im inneren, geistigen Bereich liegen, sollte man sich keinen Lehrer suchen, der sich nur wissenschaftlicher Erkenntniskraft bedienen will oder kann. Heißt das Ziel des Weges „Gesundheit", mit dem man beginnt, Yoga zu üben, sollte man sich einen Lehrer suchen, der medizinisch im Ayurveda bzw. in der TCM bewandert ist. Oder jemanden, der zumindest keine Probleme damit hat, wissenschaftlich unerklärliche innere Kräfte, mystische Energien (Qi, Prana) und esoterische Energiesystemen (Chakren, Meridiane), die seit Jahrtausenden im Yoga als Fundament stehen, anzuerkennen.

Solche Bedingungen konnte der Autor bis heute in diesen großen Organisationen nicht finden. Sie versuchen, das Hauptaugenmerk auf einen authentischen Bewegungsablauf zu legen und wollen sich auch darüber profilieren. Man streitet sich gerne mit anderen Schulen darüber, wer die echten traditionellen Bewegungen kennt, und ob die östlichen Meister der „Konkurrenten" nur Scharlatane sind.

Sie versuchen, Kompetenz und Professionalität durch „unzweifelhafte Beweise“, dass einzig und alleine *ihre* Übermittlung der „Lehre“ authentisch sei, zu vermitteln.

Diese Erlebnisse sind mit ein Grund, warum der Autor es als Anliegen empfindet, Begriffe wie „Chi”, „Atem”, „Energie”, „die eigenen Mitte finden”, „Yin und Yang“ usw. im Sinne ihrer therapeutischen Wirksamkeit zu entmystifizieren und zu erklären.

Über Irrwege

Abgesehen von den schon beschriebenen Irrwegen, sich nicht seiner eigenen Wurzeln zu bedienen und sich durch übertrieben dargebrachten Idealismus Feinde zu schaffen, verführen noch andere Gefahren den Schüler auf dem Weg, Yoga oder Tai Chi Chuan zu erlernen.

Will man den meditativen mystischen Weg gehen, muss man unbedingt versuchen, sich auf den Weg zu konzentrieren und nicht darauf, wozu der Westler neigt, starr nur das Ziel erreichen zu wollen.

Im Yoga und Tai Chi kann man viel leichter dem westlichen Streben nach Erfolg erliegen, als beim Üben mit den 6 Tibetern und mit Chi Kung. So bietet z. B. Yoga dem Übenden das eitle Gefühl als Ansporn, so extrem beweglich zu sein, dass man das Bein hinter den Kopf bekommt.

Schaut ein Außenstehender zu, wenn sich jemand in oben genannter Weise verbiegt, gewinnt er, außer dem Gefühl der Bewunderung, auch noch einen seltsamen anderen Eindruck. Nämlich den, dass die Natur vom menschlichen Körper wohl diese Fähigkeit nicht fordert. Schaut man einem Tai Chi Übenden zu, wie dieser sich in Zeitlupe bewegt, kommt man zu demselben Schluss.

Unbewusst stellt sich dem Zuschauer dann die berechtigte Frage: Wozu soll das eigentlich gut sein, sich in Zeitlupe bewegen zu können oder das Bein hinter den Kopf zu bekommen? Wieso soll so etwas gesund machen? Genau wie Biegsamkeit hat auch Langsamkeit ihre natürlichen Grenzen, die durch die Nützlichkeit derartiger Fähigkeiten für das menschliche Dasein gesteckt scheinen.

Es ist folglich weder der Sinn des Yogas, extreme Beweglichkeit zu erreichen, noch ist es im Tai Chi Chuan ein Ziel, immer langsamer zu werden.

Diese Fähigkeiten werden als Nebeneffekt demjenigen Schüler begegnen, der den „Weg" in seinem Streben in der Weise zum Ziel erhebt, wie es alle Künste, die dem Wirklichkeitsprinzip von Yin und Yang unterliegen, fordern. So gebiert erst die Entspannung die Beweglichkeit, genau wie erst die Aufmerksamkeit die Langsamkeit erschafft. Und will man keine mystischen und esoterischen Theorien zulassen, um die Praxis der Meditation zu begreifen, kann man sich vor Augen halten, dass es bei alle meditativen Bewegungsformen zu aller erst um nur eines geht:

Die Entspannung und die Aufmerksamkeit in sich selbst während seinen Bewegungen aufrechtzuerhalten.

Da die „bewundernswerten" Nebeneffekte sehr viel mehr in die Außenwelt wirken als das Ziel der Übungen, nämlich die *innere Haltung* der Aufmerksamkeit und Entspannung aufrecht zu erhalten, wird der Europäer leicht verführt, durch diese dem Ego schmeichelnden Nebeneffekte diese „eitlen" Fertigkeiten zu seinen Zielen zu erheben.

Weil es schön aussieht, Tai Chi zu „können" oder „cool" wirkt, mit Yoga sich zu verbiegen, steckt man sich leicht solche Ziele und wird jahrelang an dem „unbekannten inneren Weg" vorbei trainieren, ohne sich die neuen heilsamen Fähigkeiten anzueignen, die der „rechte Weg" bietet.

Steckt sich der Schüler solche, nach *außen* hin wirkende Ziele, wie z. B. „Auffälligkeit durch Beweglichkeit" oder „Coolness durch Langsamkeit", um den *inneren* unsichtbaren Weg im Yoga zu beschreiten, so muss er scheitern. Denn der „Weg" wird von ihm nicht als Ziel empfunden, sondern nur als beschwerliche Belastung, das Ziel auch zu erreichen.

„Der Weg ist das Ziel", das Wirklichkeitsprinzip von „Yin und Yang" oder das ganzheitliche Prinzip „Geist Körper Seele" sind allesamt esoterische, also nicht wissenschaftlich Prinzipien, die es dem Yogaübenden erst möglich machen, auf jeder Stufe einen neuen „vereinigten Zustand" zu erreichen. Und genauso benutzen auch alle anderen Meditationstechniken die Aufmerksamkeit und die Entspannung, um als Ziel einen „vereinigten Zustand" zu erreichen.

Wird nun zum Zwecke der Genesung, Selbstfindung oder Selbstverteidigung dieser vereinigte Zustand in den Übungen angestrebt, so wird man irgendwann bemerken, dass das Ziel, nämlich der Optimalzustand, nie wirklich zu erreichen ist und deshalb die eigene Ausbildung in den „inneren Künsten" wohl nie zu Ende zu gehen scheint.

Das dem modernen Menschen eigene „Muster", unbedingt ein Ziel erreichen zu müssen, anstatt ihm „nur" als Richtung zu folgen, vollzieht sich unbewusst und gewohnheitsmäßig, und verleitet ihn so, an dem „Sinn" und den „mystischen Kräften" im Inneren vorbei zu wandeln.

Alle genannten Künste benutzen verschiedene Techniken bzw. Wege, einen „vereinigten Zustand" als übergeordnetes Ziel zu erreichen. Man soll sein Selbstbewusstsein, durch das Loslösung vom „Ego", so ausbilden, dass man selbst beurteilen kann, wie es um die eigenen Verhältnisse, Bedürfnisse und Fähigkeiten steht.

Es geht darum, „eigenverantwortlich“ und „selbstbewusst“ sich seiner „selbst sicher“ zu werden, um sich nicht an anderen Menschen oder Systemen messen zu müssen. Sich an anderen messen zu müssen oder sich von ihnen beurteilen zu lassen, ist eine gerne genommene Hilfe, die aber die eigene Urteilsfähigkeit schwächt.

So auch der Übende:
Er versagt sich den Blick zum übenden Kollege, zur der Gruppe oder in den Spiegel, um sich „selbst“ zu ermessen. Denn er übt, eben nicht von äußeren Bildern und den Meinungen anderer abhängig zu sein.

Was nicht heißen soll, dass die Meinungen anderer unreflektiert bleiben, aber sie dienen dann „nur“ noch der Verfeinerung der eigenen Ermessensfähigkeit.

In diesem Stadium der Ausbildung kann dann die Aussage:

„Wahre Freiheit ist die Freiheit von den Meinungen anderer, und am Schluss von seiner eigenen.“

dem Übenden schlagartig ein völlig neues Wertesystem erschaffen, denn seine neuen Werte orientieren sich nicht mehr an „Anderem“.

Doch leider steht ein solches Wertesystem meist in einem krassen Gegensatz zu den Werten moderner Gesellschaften und so findet sich der Schüler leicht, völlig unbeabsichtigt, im allgemeinen Meinungsbild als Außenstehender oder „Verrückter“ wieder.

Zur Unterscheidung

Dem Leser soll hier, durch eine grobe Unterscheidung einiger fernöstlicher Bewegungsstile, die den Anspruch erheben, positiv auf die Gesundheit zu wirken, die Möglichkeit geboten werden, eine den persönlichen Umständen angepasste Auswahl zu treffen.

Die **6 Tibeter,** wie sie in dieser Anleitung vorgestellt werden, sind praktische, hochwirksame Yogaübungen, die dem Westler einen optimalen Einstieg in das Üben mit fernöstlichen Künsten bieten. Ebenso bieten diese meditativen Bewegungsübungen dem Suchenden eine praktische und körperliche Anleitung, den „inneren mystischen Weg" zu betreten.
Sie sind leicht zu erlernen, dauern nur zehn Minuten und haben am ehesten die Chance, als „Gesundheitsritual" in den stressgeplagten Alltag des modernen Menschen integriert zu werden. Sie sind demnach speziell für Menschen geeignet, die gesundheitliche Beschwerden haben und diese nachhaltig los werden möchten, oder für Selbstfinder die einen Einstieg in die geheimen Wirkungen des meditativen Übens suchen.

Das klassische Yoga ist im Westen schon seit einiger Zeit sehr bekannt. **Yoga** stellt einen Überbegriff für alle Körperübungen in Sinne des Ayurveda (traditionelle Indische Medizin) dar.
Das Üben von Yoga dauert in der Regel länger und umfasst viele komplexe Figuren. Wer Yoga erlernen will, sollte bereit sein, mehr Zeit zu opfern, kann sich aber dann daran erfreuen, ein System zu erlernen, das keine Grenzen für die ganzheitliche Entwicklung des Schülers zu haben scheint. Nach außen hin wirkt Yoga sehr athletisch, was wohl durch die zu extremer Beweglichkeit anregenden Figuren zustande kommt.

Das chinesische Pendant nennt sich Chi Kung oder Qigong und ist ein Teil der traditionellen chinesischen Medizin, genau wie Yoga ein Teil der ayurvedischen Medizin ist. Besonders diese Bewegungslehre erhebt den Anspruch, speziell therapeutisch wirksam zu sein - was der Autor aus eigener Erfahrung bestätigen kann.

Chi Kung wird traditionell von erkranken, rekonvaleszenten und älteren Menschen benutzt. Es kommt mit sehr wenig Bewegung aus, aber fördert und erfordert hohe Konzentrationsfähigkeit. Chi Kung kann außerdem zur gezielten Gesundheitsverbesserung und auch als Vorbereitung für die Kampfkünste benutzt werden. Wer eine Kampfkunst erlernen will, stellt sich mit Chi Kung auf festes Fundament. Da das Training auf die Verbesserung der Körperwahrnehmung, -Kontrolle und -Haltung zielt, eignet es sich hervorragend, um erst einmal den Umgang mit seinem Werkzeug (dem eigenen Körper) zu erlernen, was im Prinzip jeder Westler benötigt.

Ist das tägliche Üben schon durch die 6 Tibeter ritualisiert worden und man möchte sich weitere mystische Heilkräfte oder ein Fundament für eine Bewegungskunst schaffen, dann ist Chi Kung die richtige Wahl. Wer sein Handwerk versteht, also seinen Körper und Geist in den meditativen Heilkünsten (Chi Kung und Yoga) zu seinem „Werkzeug" ausgebildet hat, besitzt damit die besten Voraussetzungen, eine meditative Kampfkunst (Tai Chi Chuan oder Kung Fu) zu erlernen.

Man könnte auch sagen, Chi Kung ist die Pflicht und Tai Chi Chuan die Kür.

Tai Chi Chuan ist wohl der anmutigste der hier beispielhaft aufgezählten Bewegungsstile. Tai Chi Chuan erschafft durch seine extrem langsamen und kontrollierten Bewegungen diesen Ausdruck. Schaut man genau zu, gewinnt man leicht den Eindruck, dass ein Pantomime-Künstler in Zeitlupe mit seinem eigenen Schatten kämpft. Der Autor unterrichtet seit einigen Jahren die „lange Form" im Yang-Stil.

Die Komplexität von Tai Chi Chuan und die wenigen Stunden, die der Abendländer bereit ist, zu üben, machen Tai Chi Chuan zu einem hervorragenden Präventionssport zur Erhaltung körperlicher und geistiger Kräfte. Aber für die Gesundung körperlicher und geistiger Beschwerden ist es dem Chi Kung bei weitem unterlegen.

Anders als im Chi Kung und den 6 Tibetern werden die Übungen bzw. die Figuren im Tai Chi Chuan nicht mehrmals hintereinander ausgeführt, sondern wie in einer Choreographie fließend aneinandergereiht. Man nennt diese Zusammenstellung von Figuren „die Form", und Sie steht auch als Fundament jedes Kung Fu Stils. Man sagt: „Die Form formt". Sie formt Körper Seele und Geist zu einer Einheit.

Kung Fu ist, genau genommen, der Überbegriff für alle chinesischen Bewegungskünste einschließlich Tai Chi Chuan. Er wird aber im Volksmund nur als Bezeichnung für die Kampfkünste verwendet. Durch Kung Fu Filme, in denen Leute durch die Luft fliegen, ist Kung Fu wohl der Stil, der sich durch die meisten Hokuspokus-Behaftungen diskreditiert fühlt, so dass besonders im Westen die echten mystischen Kräfte verleugnet werden und auf meditatives Üben oft ganz verzichtet wird. Möchte man sein Selbstbewusstsein oder seine Verteidigungsfähigkeit steigern, ist Kung Fu die richtige Wahl.

Das durch Bruce Lees Lehrer Yip Man bekannte Wing Chun Kung Fu ist der Stil, der in Europa weit verbreitet ist und wohl die effizientesten Techniken bietet, sich selbst zu verteidigen. Auch körperlich schwache oder behinderte Personen finden im Wing Chun Kung Fu eine echte Möglichkeit, sich verteidigen zu lernen.

Schlusswort

Der Autor hofft, dem Leser durch seine Ausführungen und Herleitungen eine klarere Vorstellung von den mystischen und esoterischen Begriffen und Verhältnissen geliefert zu haben, die das meditative Bewegungstraining betreffen.

Nicht bloßes Einreden, sondern bildhaftes Vorstellen gebiert die heilenden Kräfte.

Schafft man es also, durch die eigene klare Vorstellungskraft, die Anweisungen und die Prinzipien solcher meditativer Bewegungskünste und Philosophien sich wirkliche „Bilder" zu erschaffen und in seinem täglichen Training die Aufmerksamkeit bei eben diesen inneren Bildern zu halten, erschaffen sich die mystischen heilenden Kräfte ganz von „selbst".

Liest man die Schriften und Anleitungen, die von östlichen Meistern über Yoga geschrieben wurden, fällt auf, dass immer wieder Anweisungen wie „freies Atmen", oder „Atme einfach natürlich!" auftauchen. Früher bedurfte es nur der Aufforderung des Lehrers, und die Schüler atmeten ganz natürlich. Und deshalb wird in den alten und östlichen Anleitungen dieses „natürliche Atmen" nicht weiter erklärt, sondern einfach als gegeben vorausgesetzt.

Denn die östlichen Bewegungskünste sind einer Epoche entsprungen, die weit vor der Industrialisierung und den damit verbundenen Wohlstandkrankheiten liegt. Heute, in unserer stressgeplagten Zeit, ist die Fähigkeit, entspannt und somit natürlich zu atmen, den meisten Westlern abhanden gekommen.

So müssen sie erst wieder zu ihrer eigenen Natürlichkeit zurück finden und deshalb wird auch in dieser Anleitung die erste Stufe der Befreiung *die Vereinigung mit sich selbst* genannt.

Um erst einmal die Bereitschaft zu einer eigenen geistigen Entwicklung in sich zu erwecken, soll hier auf dieser frühen Stufe die Fähigkeit des „freien Atmens“ durch das Üben mit den 6 Tibetern entwickelt werden.

Dann ist das Fundament für die Entwicklung geistiger Fähigkeiten auf den höheren Stufen gelegt, die in den alten mystischen deutschen Geheimlehren *Vorbereitung, Erleuchtung und Einweihung* heißen.

Abschlussbemerkungen zur Gesundheit

Yoga-, Chi Kung- und Tai Chi Kurse werden von Krankenkassen als Präventionssport bezuschusst, wobei das größte Potential von Yoga und Chi Kung, nämlich Kranke gesünder zu machen, in unserem schulmedizinischen System völlig verkannt bleibt. Der Autor behauptet hier: Würden traditionelle Yogaübungen wie die 6 Tibeter oder das chinesische Chi Kung nicht nur zur Prävention, sondern auch für die Krankengymnastik und den Rehasport genutzt werden, wozu sie auch vor tausenden von Jahren im Ayurveda und in der traditionellen chinesischen Medizin erschaffen wurden, könnten riesige Fortschritte für die Kranken, schon alleine wegen der hohen „Eigenpraktierzierbarkeit“ dieser Übungen, entstehen. Denn Rehasport und Krankengymnastik müssen von einem Kundigen angeleitet werden, ohne aber jedoch dem Kranken ein ganzheitliches Übungssystem zu vermitteln, dass zu eigenständigem Training anregt.

**Und Eigenverantwortung für seine Gesundheit,
genau wie selbstständiges meditatives Üben,
sind ja die Grundvoraussetzungen,
will man sich durch Körperübungen erheblich entwickeln...**

...wozu diese Schrift den Beweis antrat.

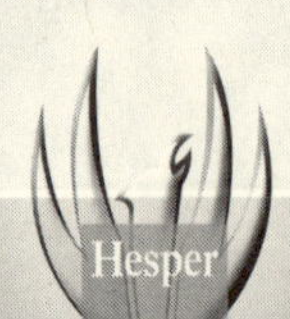
Hesper

Karma Singh

Verjüngung

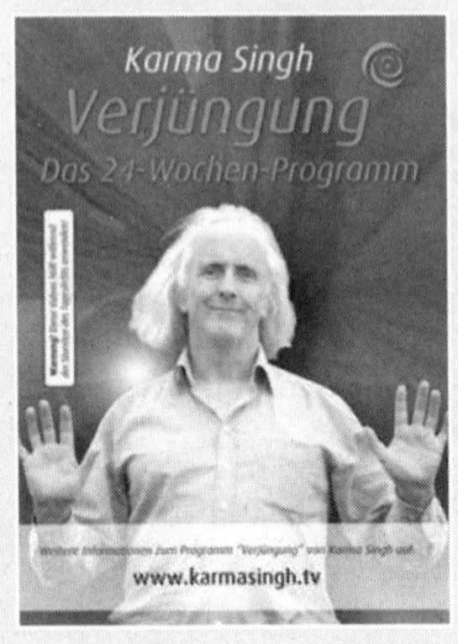

Das 24-Wochen-Programm

„Das Altwerden ist lediglich eine schlechte Gewohnheit." – das ist ein Spruch, der unter Heilern und modernen Forschern schon lange existiert.

Die Wahrheit ist: Eine Fehlinformation hat sich in das menschliche System eingeschlichen und verursacht Störungen mit solchen Auswirkungen. Woher diese Fehlinformation kommt? Auf diesem Gebiet kennt sich unter anderem Professor Bruce Lipton PhD (Buch und DVD „Intelligente Zellen" beim Koha Verlag) schon bestens aus.

Dieser Kurs besteht aus 12 Teilen von insgesamt 27 Minuten Laufzeit, welche einzeln dem Programm entsprechend täglich für einige Minuten anzuwenden sind. Jeder Teil wird vielfach angewendet, so dass trotz geringem täglichen Zeitaufwand von nur wenigen Minuten im Verlauf der 24 Wochen viele Stunden Anwendung entstehen, die für die Einleitung der Veränderung notwendig sind.

Bestellungen unter: www.hesper-verlag.de · Tel. 06 81 / 83 19 043

DVD
- **Laufzeit: insgesamt ca. 27 Min.**
- **Bild: 16:9**
- **Ton: Deutsch, Stereo**

Autor: Karma Singh
Verlag: Hesper-Verlag
ISBN: 978-3-943413-06-9
Preis: 59,90 Euro

Hesper

Der Wunderbaum Moringa

Ein Vitamingeschenk von Mutter Natur

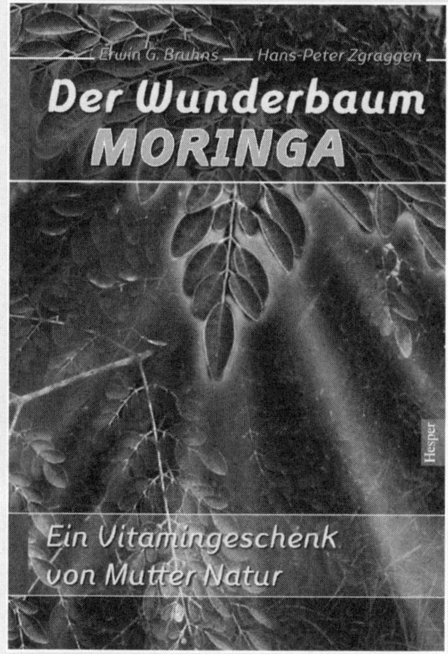

„Moringa ist wirklich ein faszinierender Baum – er schafft es sogar, Bakterien zu töten! Im alten Indien wurde er auch ‚Wunderbaum' genannt. Man muss sich vorstellen: Um einen Liter Wasser bakterienfrei zu machen, braucht man gerade mal 1/10 Gramm Moringa-Samen..."

(Ranga Yogeshwar in der SWR-Sendung „Die große Show der Naturwunder" vom 1. November 2007)

Gibt es eine Heilpflanze gegen fast alle körperlichen Beschwerden? Ja! Das Zauberwort heisst „Moringa". Doch der eiweißreiche „Wunderbaum" aus Indien und dem Himalaya birgt noch weit mehr Überraschungen – und derart viele hochdosierte Vitamine und Mineralien, dass er mittlerweile Biologen in aller Welt fasziniert. In diesem Buch erfahren Sie alles Wissenswerte über das ayurvedische Lebenselixier!

Bestellungen unter: www.hesper-verlag.de · Tel. 06 81 / 83 19 043

Autoren: Erwin G. Bruhns
Hans-Peter Zgraggen
Verlag: Hesper-Verlag

Seiten: 80, Softcover
ISBN: 978-3-9812259-1-4
Preis: 9,95 Euro

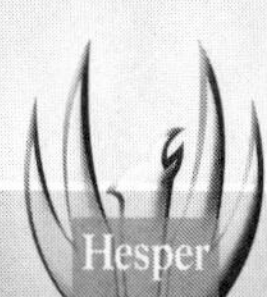

Das Geheimnis des Pater Ernetti

Die Zeitmaschine im Vatikan

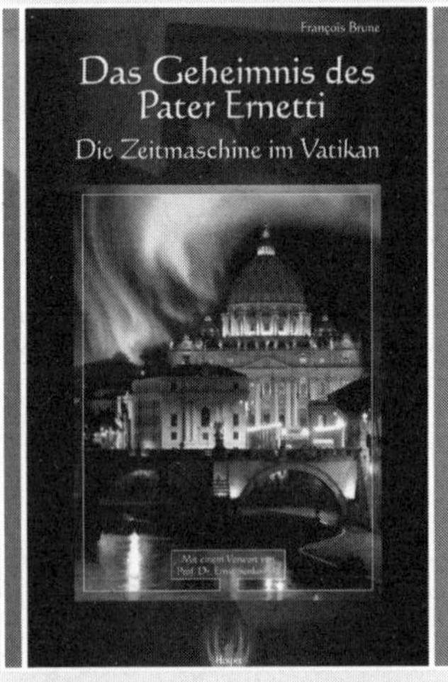

Unterdrückt der Vatikan eine ungeheuerliche Erfindung?

Befinden sich in einem Schweizer Tresor die Reste einer Apparatur, die unsere Geschichte auf den Kopf stellt?

Bis zu seinem Tod beteuerte der italienische Benediktiner-Pater Emilio Ernetti, eine »Zeitmaschine« konstruiert zu haben, mit der es möglich war, in die Vergangenheit zu schauen. Mehrmals wurde er deswegen vor die höchsten kirchlichen Würdenträger zitiert, um in geheimen Sitzungen über das Schicksal Jesu zu berichten.

Mit detektivischem Eifer folgte der französische Pater François Brune der Fährte seines Freundes, um mehr über die geheimnisvolle Erfindung herauszufinden. Seine Spurensuche führte ihn bis ins Büro des früheren italienischen Ministerpräsidenten.

Pater François Brune wurde 1931 in Vernon (Frankreich) geboren. In Paris und Tübingen studierte er Philosophie und Theologie. Später erhielt er ein Diplom in Latein und Griechisch an der Sorbonne in Paris. Weiter studierte er die Heilige Schrift am Biblischen Institut von Rom. Parallel dazu verfasste er etliche Sachbücher über mystische und religiöse Themen.

Bestellungen unter: www.hesper-verlag.de · Tel. 06 81 / 83 19 043

Autor: François Brune
Verlag: Hesper-Verlag
Übersetzung: Sabine Glocker/
Prof. Dr. Ernst Senkowski

Seiten: 160, Softcover
ISBN: 978-3-9813262-2-2
Preis: 17,90 Euro

Hesper

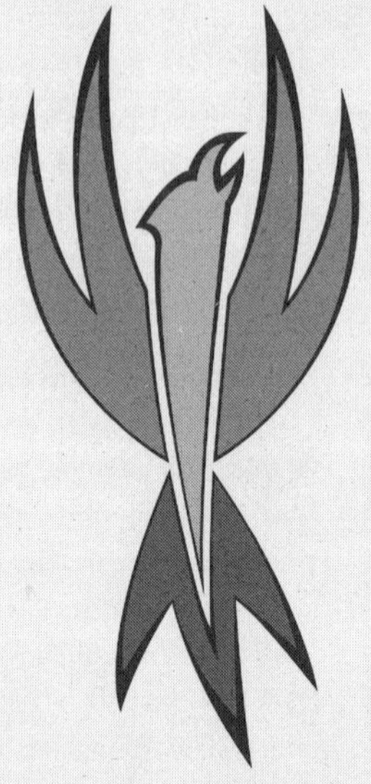